编委会名单

主　编

周印锁　胡芳弟　王淑华

副主编

李建银　杨志刚

编委会（按姓氏汉语拼音排列）

胡芳弟　李建银　潘福生　王淑华

吴玲燕　杨志刚　周印锁

主要摄影

周建功

矿物药鉴别

彩色图谱

Kuangwuyao Jianbie Caise Tupu

主编 周印锁 胡芳弟 王淑华

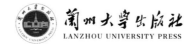

兰州大学出版社
LANZHOU UNIVERSITY PRESS

图书在版编目（ＣＩＰ）数据

矿物药鉴别彩色图谱 / 周印锁，胡芳弟，王淑华主编. -- 兰州 : 兰州大学出版社，2021.7
ISBN 978-7-311-06015-2

Ⅰ. ①矿… Ⅱ. ①周… ②胡… ③王… Ⅲ. ①矿物药－中药鉴定学－图谱 Ⅳ. ①R282.76-64

中国版本图书馆CIP数据核字(2021)第146479号

责任编辑　赵　方
装帧设计　大雅文化·马德军　赵一梅

书　　名	矿物药鉴别彩色图谱	
作　　者	周印锁　胡芳弟　王淑华　主编	
出版发行	兰州大学出版社　（地址:兰州市天水南路222号　730000）	
电　　话	0931-8912613(总编办公室)　0931-8617156(营销中心)	
	0931-8914298(读者服务部)	
网　　址	http://press.lzu.edu.cn	
电子信箱	press@lzu.edu.cn	
印　　刷	成都市金雅迪彩色印刷有限公司	
开　　本	787 mm×1092 mm　1/16	
印　　张	9	
字　　数	70千	
版　　次	2021年7月第1版	
印　　次	2021年7月第1次印刷	
书　　号	ISBN 978-7-311-06015-2	
定　　价	98.00元	

矿物药鉴别彩色图谱
Kuangwuyao Jianbie Caise Tupu

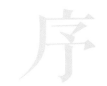

　　甘肃能被国家确定为"中医药发展综合改革全国试点示范省"，我认为有三点原因。其一，中医药文化在甘肃的沉淀深厚。甘肃被史学界誉为"河岳根源、羲轩桑梓"，历史跨越八千余年，是华夏文明的发祥地，也是中医药学的发祥地。"味百药而制九针"的伏羲、上古时代的名医岐伯、魏晋时期的针灸鼻祖皇甫谧，敦煌藏经洞发现的医学卷子、武威雷台出土的汉代医简，等等，皆向世人证明中医药文化在这块黄土地上有着极其深厚的沉淀。现今甘肃民间仍然延续有"相信中医、习用中药"的习惯。其二，甘肃是我国的中药材资源大省，其药材种植面积一直稳居全国第一，药材种植的历史悠久，所产药材品种多、产量大，在全国享有"千年药乡、中华药仓"之美誉。其三，甘肃有热爱中医药事业的领导干部及一大批中医药专业技术人员，他们甘于清贫、乐于奉献，能以极大的工作热情、严谨的科学态度为所热爱的中医药事业奋斗不息，就如本书作者周印锁、胡芳弟、王淑华等人。

　　我敬重德艺双馨的周印锁先生，他是陕西大荔县人士，从读大学起至今一直在甘肃生活，把人生最美好的年华都奉献给了经济欠发达的甘肃。他教书育人，著书立说，退休后仍笔耕不辍，坚持完成了此书的编撰工作。先生曾担任原兰州医学院生药学教研室主任，教授、硕士生导师；曾荣获"兰州医学院优秀教师奖""兰州大学老教授事业贡献奖""甘肃省医药卫生科技成果一等奖""国家科技进步三等奖";参与主编了《常用中药材真伪鉴别彩色图册》和《道地药材图典》两部专著(都已公开出版);发表了专业论文20多篇。周先生的论文论著可圈可点。

　　本书收载常见的药用矿物及其制品共75种,分原矿物药、矿物制品药和矿物药制剂三类。各药项下再设名称、异名、来源、采制、鉴别、性味、功能与主治项,分别讲述。书后附有中文名及汉语拼音名索引,很方便读者查阅。本书作者特别注重显示矿物药的鉴别特征,图文并茂,真伪对比,文字描述简明扼要,通俗易懂,实用性强。

　　希望《矿物药鉴别彩色图谱》一书能成为广大中医药工作者的助手,是为序。

杨锦仓

甘肃中医药大学附属医院

辛丑年壬辰月乙未日

2021年4月17日　写于金城

时年七十有一

矿物药鉴别彩色图谱
Kuangwuyao Jianbie Caise Tupu

　　矿物药包括可供药用的天然矿物、矿物加工品及动物化石等。我国利用矿物作为药物，与植物药、动物药一样，有着悠久的历史。历代本草中都有"玉石"类药物的记述，《神农本草经》中载有 46 种；《本草纲目》中载有 161 种。现今较常用的矿物药约 50 余种。我国是世界上最早使用自然界的矿石作为药物进行防病、治病的国家之一。矿物药虽较植物药、动物药少，从医疗价值来说同样是十分重要且不可缺少的。

　　该书主编周印锁教授根据多年调查研究，特别是在甘肃省兰州市黄河中药材市场进行实地考察时，发现矿物药存在诸多问题。一些经营者未经过专业培训，缺乏矿物药的鉴别知识；因地区用药和使用习惯不同，一些矿物药外形、色泽极其相似，存在同名异物、同物异名等现象；少数不法分子乘机弄虚作假，以伪充真，使伪品、掺伪品、易混品进入商品药材流通渠道，严重影响临床用药安全，危害人民健康。

　　作者根据多年来收集的中药材市场矿物药习用品、混淆品、掺伪品、伪品等标本以及文献等资料，整理编写成这部图文对照的《矿物药鉴别彩色图谱》。以求简便、快速鉴别矿物药真伪，正本清源，澄清混乱，以便正确、合理使用矿物药。

　　《矿物药鉴别彩色图谱》收集的样品均经过严格的鉴定，特别注意显示矿物药的鉴别特征，真伪对比明显。兰州大学药学院的胡芳弟教授对矿物药的理化鉴别进行了系统的试验。本书文字描述简明扼要，通俗易懂，是一本具有实用价值的工具书。可供临床医疗、教学和药学及相关专业的研究、矿物药检验及经营管理等人员应用，也可供广大购药患者作为案头查询的工具书。

　　本书编写过程中得到了兰州大学地质科学与矿产资源学院及药学院领导的关怀和支持。潘力同志及兰州黄河中药材市场复兴厚药材有限责任公司吕随民同志给予了支持，在此一并致谢。本书的编写得到以下资助：1.兰州大学"一带一路"专项项目（2018ldbrybo32）；2."全国第四次中药资源普查甘肃（试点）工作"和"2017年中医药部门公共卫生专项项目实施方案——甘肃中药资源普查"（项目编号：GSZYPC201707）；3.国家重点研发计划项目（项目编号：2018YFC170600）。

　　由于编者水平有限，书中难免有不妥和错误之处，敬请广大读者批评指正。

矿物药鉴别彩色图谱
Kuangwuyao Jianbie Caise Tupu

1.本书根据矿物的来源不同、加工方法及所用原料性质不同等,将矿物药分为三类。

原矿物药:指从自然界采集后,基本保持原有性状作为药用者(包括矿物、动物化石及以有机物为主的矿物,如琥珀)。

矿物制品药:指主要以矿物为原料经加工制成的单味药,多配伍应用(如白矾、胆矾)。

矿物药制剂:指以多味原矿物药或矿物制品药为原料加工制成的制剂(如轻粉)。

2.本书所述的正品名称、性状、功能与主治均以《中华人民共和国药典》(2020年版)为依据。药典中未收载的矿物药则以具有代表性的专著《中华本草》(上海科学技术出版社,1998年1月)和《中药大辞典》(上海科学技术出版社,1977年10月)所载的名称为依据。

3.习用品是指在一定的区域或地区有代正品药用的习惯,并认为与正品有相似功效者;混淆品是指名称、形状、色泽相近而非正品的矿物药;掺伪品是指把非正品矿物药掺入正品矿物药中的药品;伪品是来源、形态、主成分完全不同的假冒品。

4.每种矿物药项下记载的内容

(1)名称:中文名及汉语拼音名。

(2)异名:选较常用名。

(3)来源:记载原矿物名及加工品名称。

（4）采制：取掉非药用部分以提高矿物药的质量。对于矿物制品药由自然产品变为人工制品作了较细的记载。

（5）鉴别：药材鉴别及理化鉴别。

（6）性味、功能与主治。

（7）习用品、混淆品、掺伪品和伪品附后，记载其与正品的区别，以便于鉴别。

书后附中文名及汉语拼音名索引。

目录

矿物药鉴别彩色图谱
Kuangwuyao Jianbie Caise Tupu

原矿物药　1-103

大青盐	1	阳起石	31
无名异	3	阴起石	34
云母石	4	朱砂	36
方解石	7	自然铜	38
不灰木	9	伏龙肝	42
玉	10	芒硝	43
代赭石	11	花蕊石	45
白石英	14	麦饭石	47
白石脂	16	玛瑙	49
白垩	17	赤石脂	51
石灰	18	金礞石	54
石膏	20	金精石	56
石灰华	22	炉甘石	57
石燕	23	青礞石	59
石蟹	24	禹余粮	61
龙骨	25	禹粮土	63
龙齿	27	姜石	65
玄明粉	29	钟乳石	66
玄精石	30	扁青	68

砒石 ———————————— 69

珊瑚 ———————————— 71

浮海石 ——————————— 72

浮石 ———————————— 74

铁落 ———————————— 75

蛇含石 ——————————— 76

硇砂 ———————————— 77

绿青 ———————————— 79

绿松石 ——————————— 81

滑石 ———————————— 82

滑石粉 ——————————— 84

寒水石 ——————————— 85

紫石英 ——————————— 87

硫黄 ———————————— 90

雄黄 ———————————— 92

鹅管石 ——————————— 94

琥珀 ———————————— 96

磁石 ———————————— 99

雌黄 ———————————— 101

礜石 ———————————— 102

蒙脱石 ——————————— 103

矿物制品药　105-122

水银 ———————————— 105

白矾 ———————————— 106

金箔 ———————————— 108

咸秋石 ——————————— 109

砒霜 ———————————— 110

枯矾 ———————————— 111

胆矾 ———————————— 112

消石 ———————————— 114

铅丹 ———————————— 115

铜绿 ———————————— 116

银朱 ———————————— 118

绿矾 ———————————— 119

密陀僧 ——————————— 120

硼砂 ———————————— 122

矿物药制剂　124-126

轻粉 ———————————— 124

红粉 ———————————— 126

中文名索引 —————————— 128

汉语拼音名索引 ———————— 131

原矿物药 /
Yuankuangwuyao

大青盐 《中药志》
Daqingyan

异名：戎盐、胡盐、岩盐

来源：为卤化物类矿物石盐族湖盐结晶体。主含氯化钠（NaCl）。

采制：采挖后，除去杂质，干燥。

药材鉴别：为不规则多棱形，多为立方体，大小不一。白色、灰白色、青白色，半透明。表面常有小型孔洞，玻璃样光泽，有时因潮解呈油脂光泽，颗粒中常见有蓝黑色包裹物。质硬脆，易砸碎。味咸。（图1）

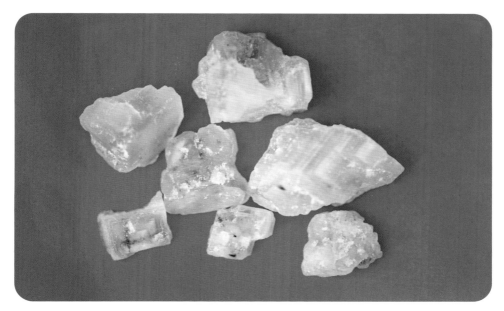

图 1　大青盐

以纯净，颗粒匀，色青白，无杂质者为佳。

理化鉴别：

（1）取本品粉末 0.1g，加水 5ml 使溶解，加硝酸银试液 1 滴，即生成白色沉淀。

（2）取铂丝，用盐酸湿润后，蘸取少许供试品粉末，在无色火焰中燃烧，火焰即显鲜黄色。

性味：咸，寒。

功能与主治：清热，凉血，明目。用于吐血，尿血，牙龈肿痛出血，目赤肿痛，风眼烂弦。

混淆品：紫硇砂。见硇砂附注项下。

注：光明盐多呈长方体或立方体，大小不等。类白色透明。玻璃样光泽，表面有时因溶蚀而致钝圆，呈油脂光泽；或因潮解而光泽暗淡。断面整齐，以水晶般纯净区别于大青盐。主含氯化钠（$NaCl$）。（图 2）

以洁白，透明，纯净，无杂质者为佳。

本品咸，平。能祛风明目。

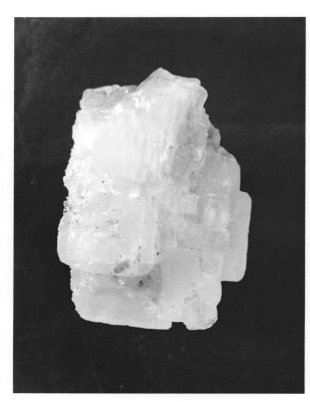

图 2　光明盐

无名异 《雷公炮炙论》
Wumingyi

异名：土子、黑石子

来源：为氧化物类矿物软锰矿（Pyrolusite）的矿石。主含二氧化锰（MnO_2）。

采制：挖出后，除去杂石，筛去细土。

药材鉴别：类球形，大小不一，直径 0.5～1.3cm。黑色、黑棕色或深灰色。表面常附有色泽稍浅的粉末，用手摸之，污手。不透明，条痕黑色。半金属光泽至土状光泽。硬度 2.0～2.5。比重 4.70～4.82。溶于浓盐酸中呈棕黑色溶液，并放出氯气。加入氢氧化钠试液，则

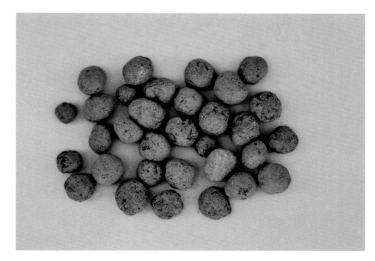

图 3　无名异

生成棕色沉淀。用硼砂球沾本品的盐酸溶液，置氧化焰中烧之，熔球呈紫色。（图 3）

以粒大，形圆，色黑棕，有光泽，无杂质者为佳。

性味：甘，平。

功能与主治：去瘀止痛，消肿生肌。治跌打损伤，金疮，痈肿。

混淆品：蛇含石。形态特征见蛇含石项下。

云母石《神农本草经》
Yunmushi

异名：银精石、千层纸

来源：为硅酸盐类矿物白云母（Muscovite）的片状矿石。主含钾、铝的铝硅酸盐 [$KAl_2(AlSi_3O_{10})(OH)_2$]。

采制：挖出后，去净杂石及表面泥土。

药材鉴别：为不规则板状或片状，由数层或数十层叠合在一起，大小不一。无色或略带浅灰黄色、浅绿色，透明。表面光滑，易剥离成薄片，具玻璃样光泽，薄片质韧而有弹性，但不易折断。硬度 2.0 ～ 3.0。比重 2.76 ～ 3.10。（图 4）

以扁平，色白，张大透明，易剥离，洁净者为佳。

性味：甘，温。

功能与主治：纳气坠痰，止血敛疮。治虚喘，眩晕，惊悸，癫痫，寒疟，久痢，金创出血，痈疽疮毒。

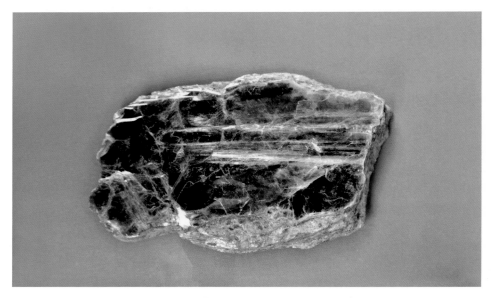

图 4　云母石

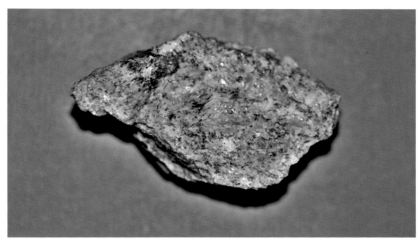

图 5　金云母

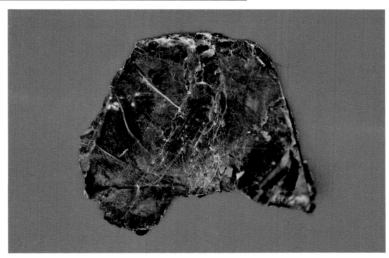

图 6　黑云母

混淆品：

（1）金云母（Phlogopite）。集合体呈片状或鳞片状。无色、浅棕色、红棕色或浅绿色。玻璃样光泽，薄片具弹性。硬度 2.0 ～ 3.0。比重 2.76 ～ 2.90。（图 5）

（2）黑云母（Biotite）。集合体呈鳞片状或片状。褐黑色、绿黑色至黑色。玻璃样光泽，薄片具弹性。硬度 2.0 ～ 3.0。比重 3.02 ～ 3.12。（图 6）

（3）锂云母（Lepidolite）。集合体呈片状、鳞片状。浅紫色、玫瑰色，风化后有些为浅褐色至深褐色，灰色或暗绿色。玻璃样光泽，薄片具弹性，表面具不规则黑色斑块。硬度 2.0 ～ 3.0。比重 2.80 ～ 2.90。（图 7）

　　伪品：甲香（水云母、海月）为蝾螺科动物蝾螺（Turbo Cornutus Solander）的掩厣。呈扁圆形，直径 1.0～4.0cm。一侧较厚，可达 1cm；另一侧边缘较薄，约 1mm。一面隆起，表面淡白色或淡棕色，上面有密集颗粒状凸起，且有显著或不显著螺旋状的隆脊；另一面平坦，棕黄色，有螺旋纹。质坚硬而重，破碎后，断面类白色，不平坦。气微腥，味微咸。（图 8）

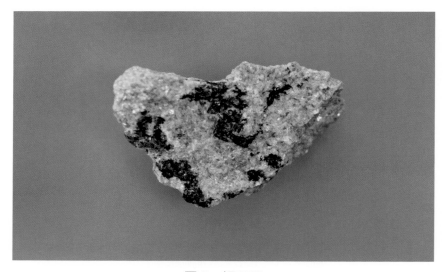

图 7　锂云母

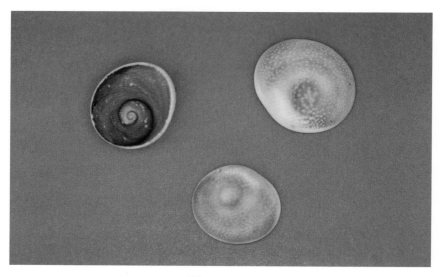

图 8　甲香

方解石《本草经集注》
Fangjieshi

异名：黄石

来源：为碳酸盐类矿物方解石（Calcite）的矿石。主含碳酸钙（$CaCO_3$）。

采制：采得后，除去杂石、泥土。

药材鉴别：多呈不规则的块状结晶，常呈斜方柱状或扁方块，有棱角。白色或乳白色，如含有混入物，则颜色显灰、黄、红、褐等色。透明或不透明。无色透明的方解石称为冰洲石。表面光滑，具玻璃样光泽，条痕白色。质硬，性脆，硬度 3.0。纯净的晶体比重 2.6～2.9。

以色白，透明，易碎者为佳。（图 9）

理化鉴别：

（1）取本品粗粉 1g，滴加稀盐酸 10ml，即发生大量气泡，将此气体通入氢氧化钙试液中，即生成白色沉淀。（检查碳酸盐）

（2）取上述泡沸停止后的液体，滴加氢氧化钠中和后，滤过。滤液照下述方法试验：取滤液 1ml，加草酸铵试液，即生成白色沉淀。分离，所得的沉淀不溶于醋酸，但溶于盐酸。（检查钙盐）

性味：辛、咸，寒。

功能与主治：清热降火，除烦止渴，和胃制酸。用于热病烦渴，口干舌燥，咽喉肿痛，吐酸口渴。

混淆品：

（1）白石英。形态特征见白石英项下。

（2）白云石。形态特征见紫石英混淆品（2）。

（3）硬石膏。形态特征见石膏混淆品。

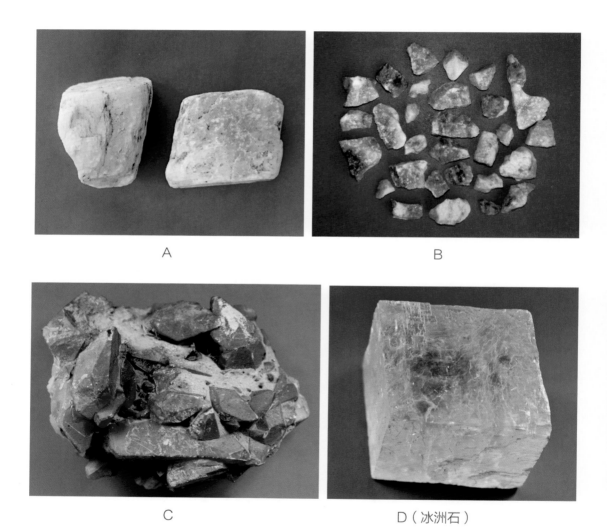

A

B

C

D（冰洲石）

图 9　方解石

不灰木 《开宝本草》
Buhuimu

异名：无灰木

来源：为硅酸盐类矿物高岭石族蛇纹石石棉（Serpentine Asbestos）。主含 $[Mg_6(Si_4O_{10})(OH)_8]$。

采制：采挖后，除去杂石、泥土。

药材鉴别：为纤维状集合体，一般为灰白色、绿色，深浅不一。绢丝光泽。不易折断，但易沿纵丝撕裂开。硬度 2.4～2.5。比重 2.5～2.7。具有耐火、耐碱和绝缘性质。（图 10）

以纤维状，色灰白、淡绿，有绢丝光泽者为佳。

理化鉴别：蛇纹石石棉与角闪石石棉的区别，蛇纹石石棉溶于盐酸；角闪石石棉则不溶。此外，角闪石石棉研磨后可成粉末；蛇纹石石棉研磨后则粘合成薄片。

性味：涩，温。

功能与主治：壮筋骨，舒筋活络。主治筋骨及韧带、肌腱等损伤引起的四肢僵缩症。

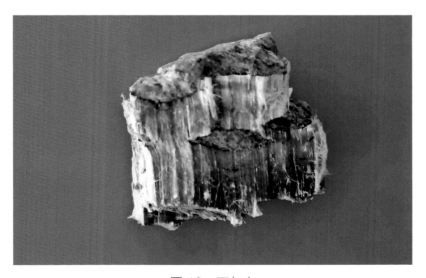

图 10　不灰木

玉《名医别录》
Yu

异名：玉屑、白玉屑

来源：为蛇纹石（Serpentine）质岫玉。

采制：挖出后，去净杂石及表面泥土。

药材鉴别：不规则致密块状。一般呈绿色，深浅不一，也有白色、浅黄色、灰色、黑色。表面色泽较均匀，光洁，油脂光泽或蜡状光泽。硬度 2.5～3.5。比重 2.2～2.6。具棱角。（图 11）

性味：甘，平。

功能与主治：润心肺，清胃热。治喘息烦满，消渴。外用去目翳。

注：药用玉石主要为软玉（Nephrite），属于岩石类。据报道：其矿物成分不止一种：有蛇纹石（Serpentine）、阳起石（Actinolite）、透闪石（Tremolite）、黝帘石（Zoisite）、绿帘石（Epidote）等。

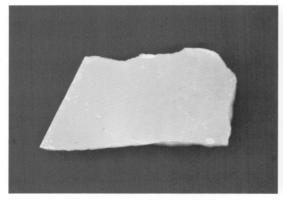 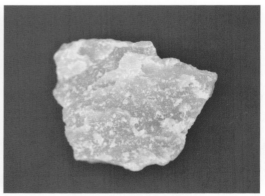

A　　　　　　　　　　B

图 11　玉

代赭石 《神农本草经》
Daizheshi

异名： 赭石、钉头赭石

来源： 为氧化物类矿物刚玉族赤铁矿（Hematite）的矿石。主含三氧化二铁（Fe_2O_3）。

采制： 采后选取表面有"钉头"的部分，除去泥土、杂石。

药材鉴别： 呈不规则厚扁平状或块状，大小不一，有棱角。棕红色、暗棕红色或铁青色。表面附有红棕色粉末，用手抚摸，则有红棕色粉末粘手。一面有密集类圆形、肾状的或较小的鲕状凸起（习称钉头），另一面与凸起相对应处有同样大小的凹窝。体重，质较坚硬，硬度 5.5～6.0。比重 5.0～5.3。条痕樱桃红色。断面显层叠状，每层依钉头呈波浪状弯曲。（图 12）

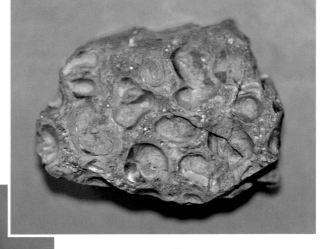

B

A

图 12　代赭石

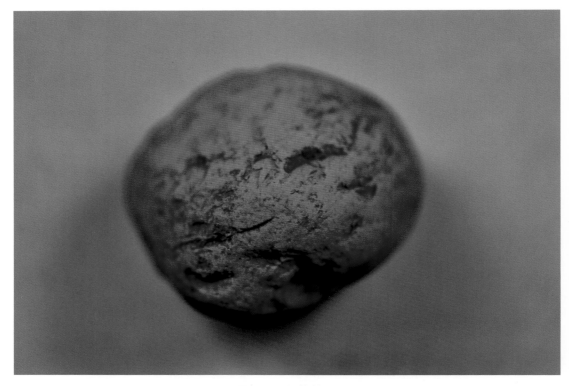

图 13　卵状赭石

以色棕红，钉头明显，质硬而脆，断面显层叠状，无杂石者为佳。

理化鉴别：取本品粉末 0.1g，置试管中，加盐酸 2ml，振摇，滤过，取滤液 2 滴，加硫氰酸铵试液 2 滴，溶液即显血红色。另取滤液 2 滴，加亚铁氰化钾试液 1~2 滴，即生成蓝色沉淀。再加 25% 氢氧化钠溶液 5~6 滴，沉淀变成棕色。（检查铁盐）

性味：苦，寒。

功能与主治：平肝潜阳，重镇降逆，凉血止血。用于眩晕耳鸣，呕吐，噫气，呃逆，喘息，吐血，衄血，崩漏下血。

习用品：卵状赭石。呈椭圆形、卵圆形、无棱角。棕红色，仅在四川自产自销。（图 13）

混淆品：无钉头赭石。与代赭石原矿物不同。为赤铁矿—水针铁矿的集合体。表面不具钉头状凸起，断面层纹平直。体较轻。棕红色。（图 14）

伪品：磁石。呈不规则块状，灰黑色或棕褐色。金属光泽。表面具密集微小凸起，体较重，质坚硬，断面粗糙。具磁性。（图15）

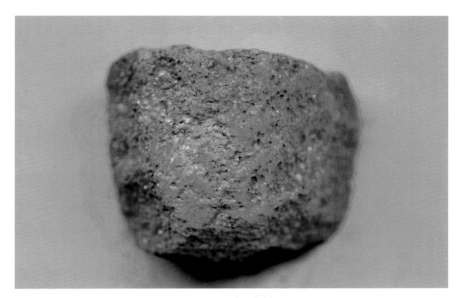

图14　无钉头赭石

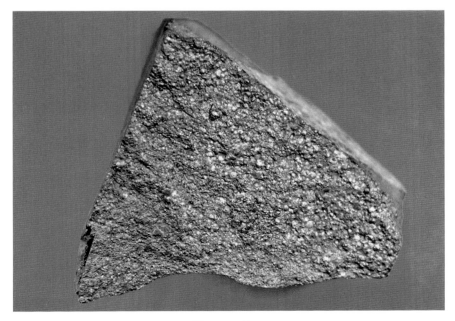

图15　磁石

白石英《神农本草经》
Baishiying

异名：石英

来源：为氧化物类矿物石英族石英（Quartz）。主含二氧化硅（SiO_2）。

采制：采得后，挑选纯白色石英。

药材鉴别：呈不规则块状，大小不一。白色或灰白色，由于所含杂质多少的关系，常呈浅红、烟色、紫色等。结晶体显玻璃样光泽，块状体呈油脂光泽。质坚硬而脆，硬度7.0。断面呈贝壳状或不平坦，棱角锋利，可刻画玻璃，透明至半透明，也有含杂质多不透明的。比重2.65。只能溶于氢氟酸，不溶于其他酸，但可溶于强碱。（图16）

以色白，有光泽，无杂色、杂质者为佳。

理化鉴别：取本品细粉适量，加等量无水碳酸钠，充分混合均匀，用铂金耳取小量，置火焰上灼烧，形成玻璃状透明体，有时内部含有气泡。（检查二氧化硅）

性味：甘、辛，微温。

功能与主治：温肺肾，安心神，利小便。主治虚寒咳喘，阳痿，消渴，心神不安，惊悸善忘，小便不利，水肿。

混淆品：

（1）方解石。形态特征见方解石项下。

（2）白云石。形态特征见紫石英混淆品（2）。

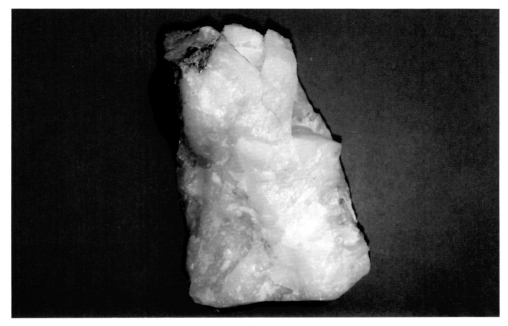

A

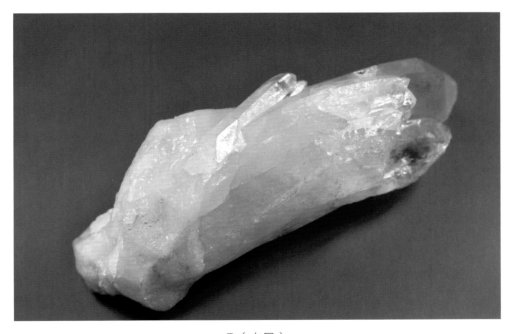

B（水晶）

图 16　白石英

白石脂 《神农本草经》
Baishizhi

异名：白符、白陶土

来源：为硅酸盐类矿物高岭土（Kaolinite）。主含氧化硅（SiO_2）和氧化铝（Al_2O_3）。

采制：采挖后，除去杂石，泥土。

药材鉴别：呈不规则块状，表面白色、灰白色或间有淡黄斑，手摸有滑腻感，附有粉末染指。体较轻较脆，轻打可碎，断面显颗粒，舐之粘舌。（图 17）

以色白，细腻，吸湿力强者为佳。

性味：甘、酸，平。

功能与主治：涩肠，止血。治久痢，久泻，崩漏带下，遗精。

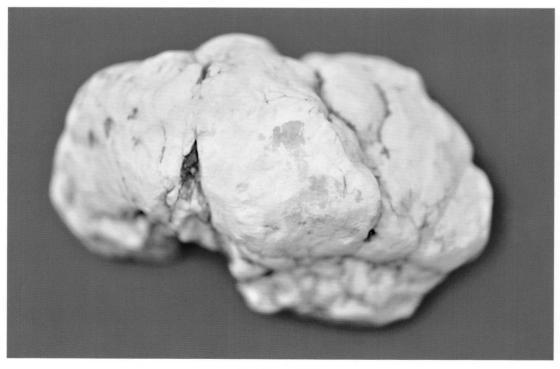

图 17　白石脂

白垩《神农本草经》

Bai'e

异名：白善土、白土粉、画粉

来源：为含碳酸钙的硅藻土（Chalk）。主含碳酸钙（$CaCO_3$）。

采制：采挖后，去净杂石及泥土。

药材鉴别：呈不规则块状，大小不一，具棱角。灰色至浅灰白色，质较轻而疏松，易打碎，断面颗粒状微显层状。微有土腥气。白垩常含有孔虫遗体为其特点。（图18）

性味：苦，温。

功能与主治：温中，涩肠，止血，敛疮。治反胃，泻痢，吐血，衄血，眼弦赤烂，臁疮。

混淆品：白石脂。形态特征见白石脂项下。

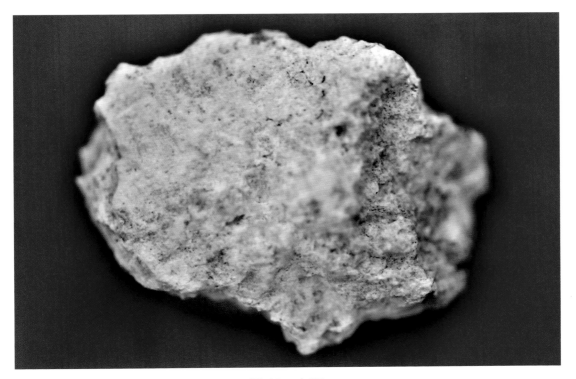

图 18　白垩

石灰 《神农本草经》
Shihui

异名：垩灰、矿灰、石锻

来源：为石灰岩（Limestone）经加热煅烧而成（图 19）。生石灰为氧化钙（CaO），熟石灰为氢氧化钙 $[Ca(OH)_2]$。

采制：将采得的石灰岩放在窑中，密封，只留出气道，用大火煅烧，取出即为生石灰。经风化或水解后成粉末状熟石灰。

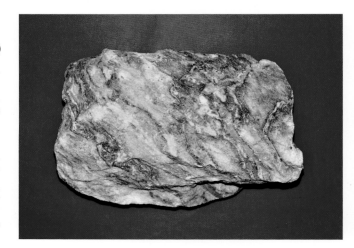

图 19　石灰岩

药材鉴别：

（1）生石灰。为不规则块状，白色或灰白色。不透明，质硬，比重为 3.4。断面粉性。为氧化钙（CaO）。露置空气中，逐渐潮解风化或浇水其块体，则剧烈生热而崩解成粉末状熟石灰，成氢氧化钙 $[Ca(OH)_2]$。（图 20）

（2）熟石灰。为粉末状或疏松块体，白色或灰白色。（图 21）

以粉细，色白，无硬块者为佳。

性味：辛，温。有毒。

功能与主治：燥湿，杀虫，止血，定痛，蚀恶肉。治疥癣，湿疮，创伤出血，汤火烫伤，痔疮，脱肛，赘疣。内服止泻痢，崩带。

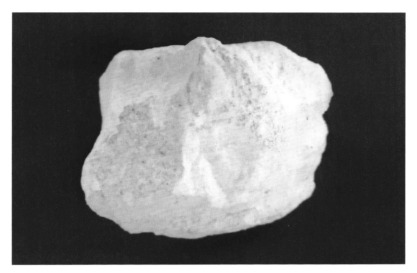

图 20　生石灰

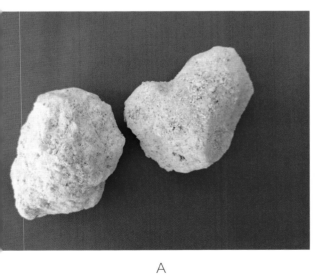

A

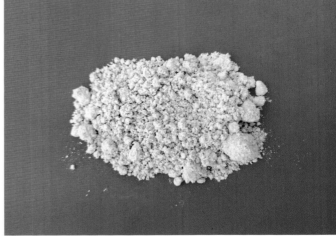

B

图 21　熟石灰

石膏 《神农本草经》
Shigao

异名：白虎、细理石

来源：为硫酸盐类矿物石膏族石膏（Gypsum）。主含含水硫酸钙（$CaSO_4 \cdot 2H_2O$）。

采制：采挖后，除去杂石及泥沙。

药材鉴别：纤维状集合体。呈长块状、板块状或不规则块状。全体呈白色、灰白色或淡黄色。易纵向裂开，纵断面具绢丝样光泽。条痕白色。体重，质松软。硬度1.5～2.0。比重2.30～2.37。气微，味淡。（图22）

以块大，色白，纵面纤维状，有光泽，质松，无杂石者为佳。

理化鉴别：

（1）取本品一小块（约2g），置具有小孔软木塞的试管内，灼烧，管壁有水生成，小块变为不透明体。（检查结晶水）

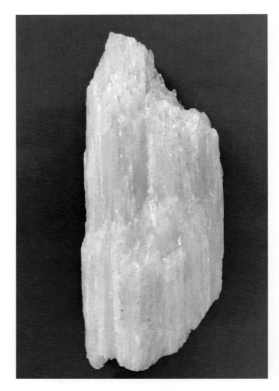

图22 石膏

（2）取本品粉末0.2g，加稀盐酸10ml，加热使溶解。溶液照下述方法试验：①取溶液约2ml，加甲基红指示液2滴，用氨试液中和，再滴加盐酸至恰呈酸性，加草酸铵试液，即生成白色沉淀。分离，沉淀不溶于醋酸，但可溶于盐酸。（检查钙盐）②取溶液约2ml，加氯化钡试液，即生成白色沉淀。分离，沉淀在盐酸或硝酸中均不溶解。（检查硫酸盐）

性味：甘、辛，大寒。

功能与主治：清热泻火，除烦止渴。用于外感热病，高热烦渴，肺热喘咳，胃火亢盛，头痛，牙痛。

混淆品：

（1）硬石膏（Anhydrite）。呈不规则块状，无色或白色，常因含杂质呈深灰色或微显其他色。质硬，性脆，断面多呈暗灰色而粗糙。硬度3.0～3.5。比重2.9～3.0。（图23）

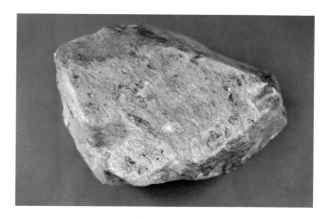

图23　硬石膏

（2）透明石膏（Selenite）。为片状或柱状晶体集合体。呈不规则块状或板状，表面平滑，具玻璃样光泽，无色或白色透明。条痕白色。（图24）

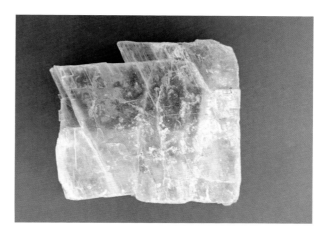

图24　透明石膏

（3）雪花石膏（Alabaster）。为细粒或粉末集合体。呈不规则致密块状，白色或灰褐色，有许多大小不一散在的白斑。玻璃样光泽，不透明。（图25）

（4）红石膏。形态特征见寒水石项下。

伪品：方解石。形态特征见方解石项下。

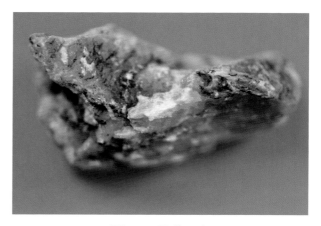

图25　雪花石膏

石灰华《月王药诊》
Shihuihua

来源：碳酸盐类矿物石灰华（Travertine）。主含碳酸钙（$CaCO_3$）。

采制：采挖后，除去杂石及泥沙。

药材鉴别：为不规则块状或粉末状，白色或微黄色。体较轻，捏之易成粉，有滑润感。（图 26）

以色白，体轻，滑润者为佳。

理化鉴别：

（1）取铂丝，用盐酸湿润后，蘸取本品，在无色火焰中燃烧，火焰即显砖红色。（检查钙盐）

（2）取本品 0.2g，滴加稀盐酸使溶解，加氨试液使呈碱性，加草酸铵试液即发生白色沉淀。分离，所得沉淀不溶于醋酸，但溶于盐酸。（检查钙盐）

（3）取本品 0.5g，加稀盐酸即泡沸，发生二氧化碳气，此气通入氢氧化钙试液中即发生白色沉淀，继续通入过量二氧化碳，沉淀即溶解。（检查碳酸盐）

性味：微甘，凉。

功能与主治：清热消炎。主治肺炎，小儿肺炎以及各类肺病，外伤。

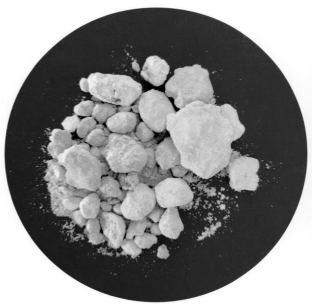

图 26　石灰华

石燕 《新修本草》
Shiyan

异名：燕子石

来源：为古代腕足类动物中华弓石燕（Cyrtiospirifer sinensis）（*Graban.*）及近缘动物的化石。主含碳酸钙（$CaCO_3$）。

采制：挖出后，去净杂石及表面泥土。

药材鉴别：略呈肾脏形而扁，长 1.5 ~ 3.0cm，宽 2.0 ~ 4.5cm。表面青黑色、青灰色至土棕色。两面中央隆起，其中一面隆起中部有三角形凹面，顶角的尖端向下弯曲作鸟啄状，在其下面有条横沟通向两侧。从顶面到底面两侧均具有细密放射状纹理。质较重而硬，砸碎后，断面青灰色至土棕色。（图 27）

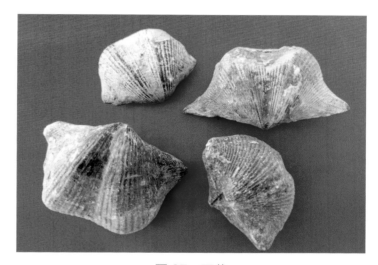

图 27　石燕

以个大，色青黑，质较重而硬，无杂石者为佳。

性味：咸，凉。无毒。

功能与主治：除湿热，利小便，退目翳。治淋病，小便不通，带下，尿血，肠风痔漏，眼目障翳。

掺伪品：其他动物化石碎片。

石蟹《日华子本草》
Shixie

异名: 蟹化石

来源: 为古代节肢动物石蟹(*Telphusa Sp.*)及其近缘蟹类动物的化石。主含碳酸钙($CaCO_3$)。

采制: 全年均可采收,去杂质,洗净,晒干。

药材鉴别: 全形似蟹,但多残缺不全,通常为扁椭圆形,长 3～5cm,宽 3～13cm,厚约1.8cm。灰色或青灰色,光滑或有点状小凸起,背上有纹理,有的残留节状残缺不全的脚。质硬如石,互击之,声如瓷器。

以体完整,色青灰,质坚者为佳。

性味: 咸,寒。

功能与主治: 清肝明目　消肿解毒。治目赤,翳膜遮睛,喉痹,痈肿,漆疮。

伪品: 无蟹类特征,扁椭圆形,长 6cm,宽 7cm,厚 3.5cm。浅灰色,光滑,夹杂数粒螺类碎片。并沉积形成碳酸钙(CaCO3)。(图 28)

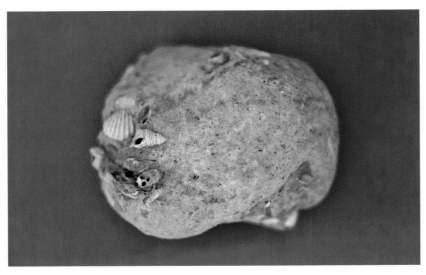

图28　石蟹

龙骨《神农本草经》

Longgu

异名：白龙骨、土龙骨、五花龙骨

来源：为古代哺乳动物三趾马、犀类、鹿类、牛类、象类等的骨骼化石或象类门齿的化石。前者习称"龙骨"，后者习称"五花龙骨"。主含碳酸钙（$CaCO_3$）及磷酸钙〔$Ca_3(PO_4)_2$〕。

采制：采出后，除去泥土及杂质，五花龙骨质酥脆，出土后，露置空气中极易破碎，常用毛边纸粘贴。

药材鉴别：

（1）龙骨。呈骨骼状或已破碎呈不规则块状，大小不一。表面白色、灰白色或淡棕色，较光滑，有的具纹理与裂隙或棕色条纹和斑点。

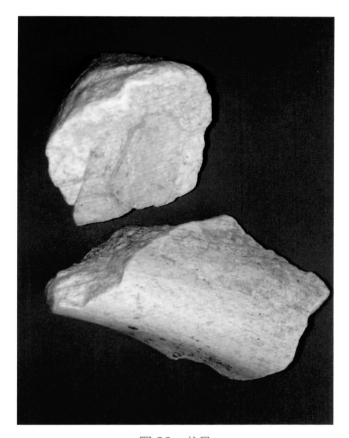

图29　龙骨

质硬，断面不平坦，关节处有多数蜂窝状小孔。吸湿性强，舐之吸舌。无臭，无味。（图29）

以质硬，色白，吸湿性强者为佳。

（2）五花龙骨。呈不规则块状，大小不一。淡灰白色、淡黄白色或淡黄棕色，夹有灰黑色及红棕色深浅粗细不同的花纹，偶有不具花纹者。表面平滑，有瓷釉状光泽，断面多粗糙。质硬而脆。吸湿性强。舐之吸舌，无臭，无味。

以体较轻，质酥脆，有花纹，吸湿性强者为佳。龙骨一般以五花龙骨为佳。

理化鉴别：

（1）取本品粉末约 2g，滴加稀盐酸 10ml，即泡沸，发生二氧化碳气；将此气体通入氢氧化钙试液中，即产生白色沉淀。（检查碳酸盐）

（2）取上述泡沸停止后的液体，滴加氢氧化钠中和后，滤过。滤液照下述方法试验：

①取滤液 1ml，加草酸铵试液，即产生白色沉淀。分离，所得沉淀不溶于醋酸，但溶于盐酸。（检查钙盐）

②取滤液 1ml，加硝酸银试液，即产生浅黄色沉淀。分离，沉淀在氨试液或稀硝酸中均易溶解。（检查磷酸盐）

③取滤液 1ml，加钼酸铵试液与硝酸后，加热即产生黄色沉淀。分离，沉淀能在氨试液中溶解。（检查磷酸盐）

性味：涩、甘，平。

功能与主治：镇心安神，平肝潜阳，收涩固脱，止血，敛疮。主治心悸怔忡，失眠健忘，惊痫癫狂，头晕目眩，自汗盗汗，遗精遗尿，崩漏带下，久泻久痢，溃疡久不收口及湿疮。

龙齿《神农本草经》

Longchi

来源：为古代哺乳动物如三趾马、犀类、鹿类、牛类、象类等的牙齿化石。主成分同龙骨。

采制：采挖后，除去泥沙及牙床。

药材鉴别：呈较完整的齿状或破碎的不规则段块，分为犬齿和臼齿。完整犬齿呈圆锥形，先端较细或微弯曲，尖端面常中空；臼齿呈圆柱形或方柱形，略弯曲，一端较细，多有深浅不同的沟棱。表面呈青灰色或暗棕色者，习称"青龙齿"；呈黄白色者，

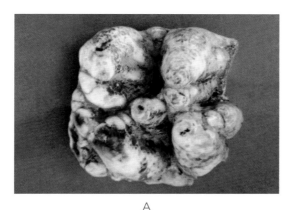

A

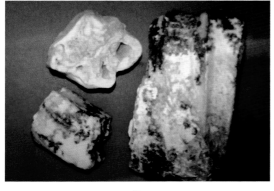

B

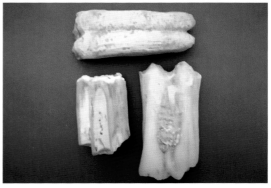

C

图 30　龙齿

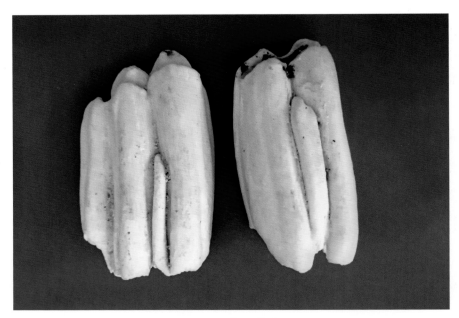

图 31　伪品龙齿

习称"白龙齿"。有的表面具光亮的珐琅质。质坚硬，断面粗糙，凹凸不平，或有不规则的凸起棱线，有吸湿性。

以体完整，不带牙床，具暗青色条纹，断面吸湿性强者为佳。断面无吸湿性，烧之发烟有异臭者，不可供药用。一般认为青龙齿品质较佳。(图 30)

理化鉴别：取本品粉末约 2g，滴加稀盐酸 10ml，即泡沸，产生二氧化碳气。将此气通入氢氧化钙试液中，即产生白色沉淀。待泡沸停止，滴加氢氧化钠试液中和后，滤过。滤液对照龙骨理化鉴别方法作钙盐和磷酸盐的鉴别试验。

性味：甘、涩，凉。

功能与主治：安神镇惊。用于心悸易惊，心烦，失眠多梦。

伪品：用现代较大型哺乳动物牙齿，冒充古代石化了的三趾马、犀类等的牙齿。其鉴别特征：呈扁长方形或方柱形的段块，长 5～6cm，宽 3～4cm。表面黄白色，具光亮的珐琅质，不附有黏土质，具深浅不等的沟纹，顶端有数个稍尖的凸起，断面不整齐，具 2～4 个不等的光滑空腔。(图 31)

玄明粉《药性论》
Xuanmingfen

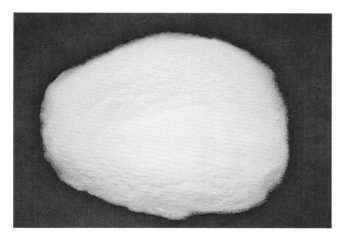

图 32　玄明粉

异名：元明粉、风化硝

来源：为芒硝（Mirabilite）经风化，失去结晶水而成的无水硫酸钠（Na_2SO_4）。

采制：将芒硝放入平底盆内或用纸包裹，露置通风干燥处，令其风化，使水分消失，成为白色粉末即得。风化时气温不宜高于 32℃，否则会使芒硝液化。此法所得的玄明粉，常因风化不完全而残留一部分水分。又法：是将芒硝放入瓷盆内（忌用铁锅），再将盆放在水锅上加热，使结晶熔化，然后水分逐渐散失，而留存白色粉末。水分消失较上法彻底。

药材鉴别：为白色粉末，易溶于水，不溶于酒精。水溶液呈中性反应，有引湿性。（图 32）

以干燥，色白，粉细者为佳。

理化鉴别：同芒硝。

性味：咸、苦，寒。

功能与主治：泻下通便，润燥软坚，清火消肿。用于实热积滞，大便燥结，腹满胀痛；外治咽喉肿痛，口舌生疮，牙龈肿痛，目赤，痈肿，丹毒。

玄精石 《开宝本草》
Xuanjingshi

异名：阴精石、太阴玄精石

来源：为年久所结的小形片状石膏矿石。主含含水硫酸钙（$CaSO_4 \cdot 2H_2O$）。

采制：除去杂石、泥土。

药材鉴别：呈椭圆形、长椭圆形、类圆形或不规则片状结构，大小不一，中部厚，周

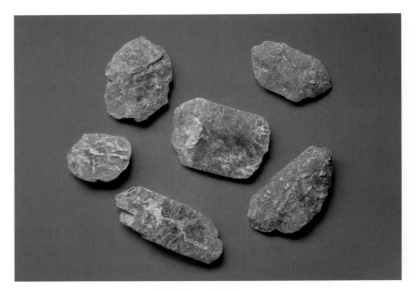

图 33　玄精石

围稍薄，形似龟背状。色青白或青灰色。质硬而脆，易砸碎成不整齐的菱形或柱状小块。（图 33）

以龟背状，色青灰白，无杂质者为佳。

性味：咸，寒。

功能与主治：滋阴，降火，软坚，消痰。治阳盛阴虚，壮热烦渴，头风脑痛，目赤障翳，重舌，木舌，咽喉生疮。

注：玄精石在矿物学上的名称、成分目前尚有争论：有的认为属单斜晶系钙芒硝（Glauberite）成分为硫酸钠（Na_2SO_4）和硫酸钙［$CaSO_4$］；有的认为是石膏质的玄精石，成分为含水硫酸钙（$CaSO_4 \cdot 2H_2O$）。药材市场销售的均为石膏质玄精石。

阳起石《神农本草经》
Yangqishi

异名：羊起石、白石

来源：为硅酸盐类矿物透闪石（Tremolite）或透闪石石棉（Tremolite asbestos）的矿石。主含硅酸钙镁 $[Ca_2Mg_5(Si_4O_{11})_2(OH)_2]$。

采制：采挖后，除杂石及泥土。

药材鉴别：

（1）透闪石。晶体呈长柱形、针状、毛发状，通常呈细的放射状、棒状或纤维状的集合体。颜色白色、灰白色或浅绿色。具玻璃样光泽或绢丝样光泽。硬度 5～6。比重 3.02～3.44。体重，质较松软。（图34）

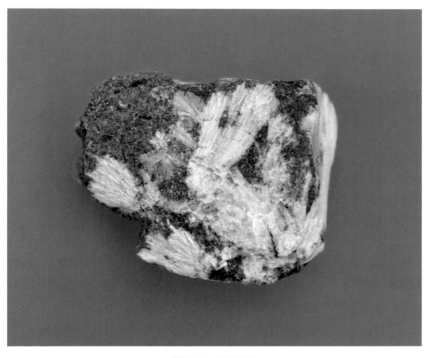

图34　透闪石

以色灰白,有光泽,质松软,无杂质者为佳。

(2)透闪石石棉。呈不规则柱状或块状,纤维状纹理,大小不一,具有极好的平行纤维状构造,纤维长短不一,白色、灰白色、浅棕色或形成白色与浅黄棕色相间的条纹,具玻璃样或绢丝样光泽。体重,质松软,断面不整齐,纤维更明显。捻碎后粘在皮肤上发痒,且不易除去。不导热,不溶于酸。(图35)

性味:咸,微温。

功能与主治:温肾壮阳。用于阳痿,腰膝酸软。

混淆品:

(1)阴起石。形态特征见阴起石项下。

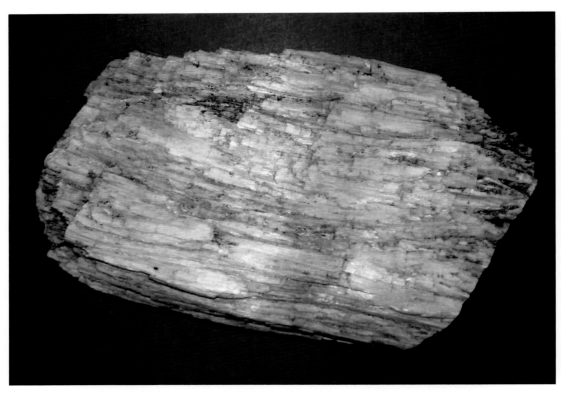

图35　透闪石石棉

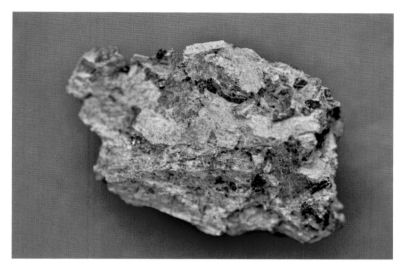

图 36　矿物学上阳起石

（2）矿物学上阳起石（Actinolite）。呈不规则块状，大小不一，晶体呈长棱状、针状、毛发状或纤维状。颜色为浅绿色、绿色至暗绿色，玻璃样光泽，纤维状者呈绢丝光泽。质地松脆，易捻碎。（图 36）

（3）普通角闪石（Hornblende）。呈不规则块状。质硬，不易捻碎，研碎呈纤维状。玻璃样光泽。硬度 5 ~ 6。比重 3.02 ~ 3.45。浅绿色、暗褐色或黑绿色。（图 37）

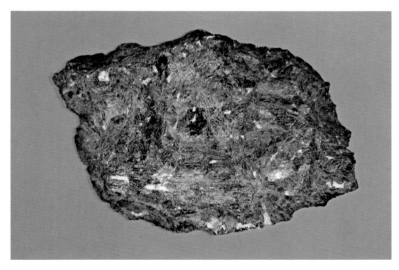

图 37　普通角闪石

阴起石

Yinqishi

异名：石生

来源：为硅酸盐类矿物角闪族阳起石岩。主含含水硅酸铁镁钙 $[Ca(Mg,Fe)_5(Si_4O_{11})_2(OH)_2]$。

采制：采挖后，除去泥沙及杂石。

药材鉴别：为纤维状、放射状集合体。呈不规则块状、扁条状、柱状。表面不平滑，浅灰绿色、绿色至暗绿色，具丝绢或玻璃样光泽。体重，质较硬脆。打碎后，断面呈纤维状；有的较疏松，易捻成纤维状碎粉。（图38）

以纤维状，色浅绿，质软，易砸碎，无杂质者为佳。

性味：咸，微温。

功能与主治：温肾补阴。用于阳痿、遗精、早泄、子宫虚冷、不孕，腰膝酸软，带下白淫。

混淆品：绿泥石化云母碳酸盐片岩。形态特征见青礞石项下。

注：阴起石古代本草未见记载，现药材市场却有销售。

中医临床也作单味药应用。根据我们多年调查及收到的样品，除正文记载外，滑石片岩也较多见，其特征：呈不规则块片，全体银白色而微绿。具光泽而不平坦，断面显层状，摸之有光滑感。以火烧之不变红，而易导热。我们根据《中华人民共和国卫生部药品标准》（1992年）对阴起石进行了记载。

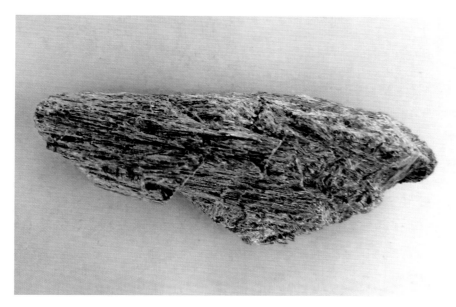

A

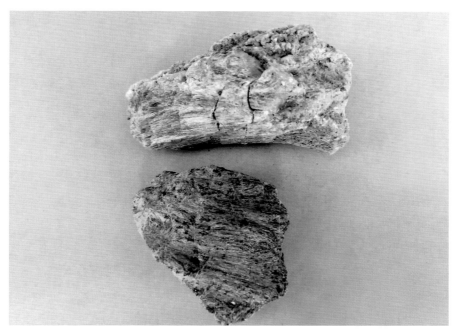

B

图 38 阴起石

朱砂《本草经集注》
Zhusha

异名：丹砂、辰砂

来源：为硫化物类矿物辰砂族辰砂（Cinnabar）。主含硫化汞（HgS）。

采制：劈开辰砂矿石，取出岩石中夹杂的少数朱砂。可利用浮选法，将凿碎的碎石放在直径约尺余的淘洗盘内，左右旋转之，因其比重不同，故砂沉于底，石浮于上。除去石质后，再将朱砂劈成片、块状。

药材鉴别：呈大小不一块片状或颗粒状集合体，也有粉末状。鲜红色或暗红色，条痕红色至褐红色；有时带有铅灰色的锖色；手触之染指。不透明或半透明。体重，质脆，片状者易破碎；块状者，质较坚硬，不易破碎；粉末状者，有闪烁光泽。（图39，40）

以色鲜红，有光泽，半透明，体重，质脆，无杂质者为佳。

理化鉴别：

（1）取本品粉末，用盐酸湿润后，在光洁的铜片上摩擦，铜片表面显银白色光泽，加热烘烤后，银白色即消失。（检查汞盐）

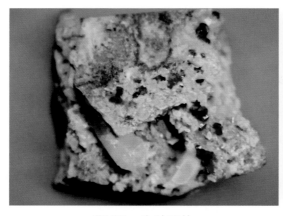

图39　朱砂晶体

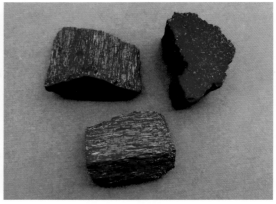

图40　朱砂

（2）取本品粉末 2g，加盐酸—硝酸（3：1）的混合溶液 2ml，使溶解，蒸干，加水 2ml，使溶解，滤过。滤液照下述方法试液：①取滤液，加氢氧化钠试液，即生成黄色沉淀。（检查汞盐）②取滤液调至中性，加碘化钾试液，即生成猩红色沉淀，能在过量的碘化钾试液中溶解；再以氢氧化钠试液碱化，加铵盐，即生成红棕色沉淀。（检查汞盐）③取滤液，加氯化钡试液，即

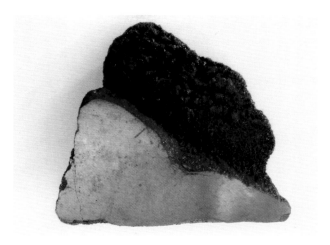

图41　镜面砂

生成白色沉淀。分离，沉淀在盐酸或硝酸中均不溶解。（检查硫酸盐）④取滤液，加醋酸铅试液，即生成白色沉淀。分离，沉淀在醋酸铵试液或氢氧化钠试液中溶解。（检查硫酸盐）

性味：甘，微寒。有毒。

功能与主治：清心镇惊，安神，明目，解毒。用于心悸易惊，失眠多梦，癫痫发狂，小儿惊风，视物昏花，口疮，喉痹，疮疡肿毒。

注意：本品有毒，不宜大量服用，也不宜少量久服；孕妇及肝肾功能不全者禁用。

注：商品常以形状不同分为珠宝砂、镜面砂、豆瓣砂。

（1）珠宝砂。呈细小颗粒状或粉末状，鲜红色，明亮。

（2）镜面砂。多呈斜方形、长条形或不规则片状，大小厚薄不等，直径 1.0～15cm，厚 0.2～0.3cm。光亮如镜。质脆，易碎。以其颜色质地不同，又分为红镜（鲜红色，质稍松）与青镜（色发暗，质较坚）两种，但均通用。（图41）

（3）豆瓣砂。又名豆砂或个砂，形如豆状，方圆形块状，多棱角。多为大个，夹有小粒者，赤红色，有亮光。

自然铜《雷公炮炙论》
Zirantong

异名：接骨丹、方块铜、石髓铅

来源：为硫化物类矿物黄铁矿族黄铁矿（Pyrite）。主含二硫化铁（FeS_2）。

采制：采挖后，除去杂石及有黑锈者，选黄色明亮的入药。

药材鉴别：本品晶形多为立方体，集合体呈致密块状。粒径 0.2~2.5cm，亦有显方块形。有的表面浅黄铜色，金属光泽；有的表面棕褐色（系氧化成氧化铁所致）。质硬脆，易砸碎，断面黄白色或棕褐色，可见银白色亮星。硬度 6.0~6.5。比重 4.9~5.2。条痕绿黑色或棕红色。烧之具硫黄气。（图 42）

自然铜炮制品则显黑褐色，具裂纹，质稍脆，酥松，易砸碎，无金属光泽。（图 43）

以块整齐，质重，色黄而光亮，断面有金属光泽者为佳。

理化鉴别：

（1）取本品粉末 1g，加稀盐酸 4ml，振摇，使其溶解，在试管口盖一片醋酸铅试纸，静置，试纸逐渐变为棕色。（检查硫化物）

（2）取上述反应后的溶液，滤过。①取滤液加亚铁氰化钾试液，即生成深蓝色沉淀。分离，沉淀在稀盐酸中不溶，但加氢氧化钠试液，即分

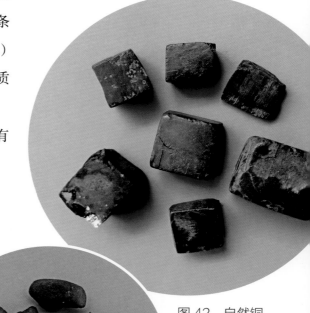

图 42 自然铜

图 43 自然铜炮制品

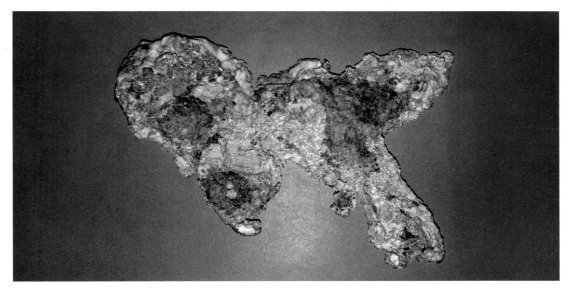

图 44　矿物自然铜

解成棕色沉淀。(检查铁盐)②取滤液,加硫氰酸铵试液,即显血红色。(检查铁盐)

性味:辛,平。

功能与主治:散瘀止痛,续筋接骨。用于跌打损伤,筋骨折伤,瘀肿疼痛。

混淆品:

(1)矿物自然铜(Cu),(Copper)。通常呈不规则树枝状、片状或致密块状。新鲜面呈铜红色,通常表面氧化呈黑色,并且光泽暗淡。条痕铜红色,金属光泽。具延展性,断口锯齿状。硬度 2.5 ~ 3。比重 8.5 ~ 8.9。易溶于硝酸,再加氨水呈特有蓝色。为电和热的良导体。(图 44)

(2)黄铜矿($CuFeS_2$),(Chalcopyrite)。晶形四方四面体,但不常见。通常为致密块状或粒状。黄铜色,往往带有暗黄或斑状锖色,条痕绿黑色,金属光泽。硬度 3 ~ 4。比重 4.1 ~ 4.3。具有导电性。黄铜矿以更黄的颜色,较低硬度区别于黄铁矿。(图 45)

(3)辉铜矿(Cu_2S),(Chalcocite)。单晶体少见,晶形呈假六方形的短柱状或厚板状。暗铅灰色,条痕暗灰色,金属光泽。硬度 2 ~ 3,小刀刻画时不留粉末,仅见光亮刻痕。比重 5.5 ~ 5.8。溶于硝酸溶液呈绿色。蘸盐酸烧之,火焰呈天蓝色。具良导电性。(图 46)

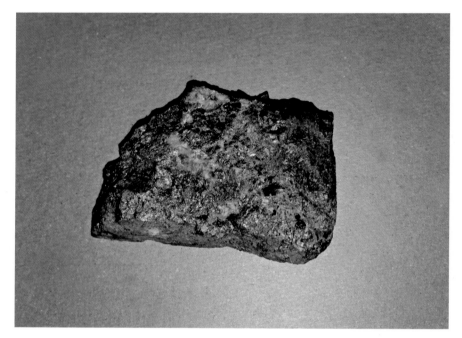

图 45　黄铜矿

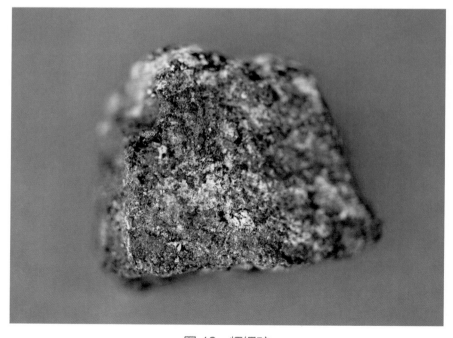

图 46　辉铜矿

（4）褐铁矿（$2Fe_2O_3 \cdot 3H_2O$），（Limonite）。均为非晶质体，常为钟乳状、结核状、块状和土状产出。黑色、棕色或棕褐色，土状矿物则为黄色或黄褐色，条痕棕黄色。半金属至土状光泽。硬度视矿物物态而定 1 ~ 4。比重 3.5 ~ 4.0。（图 47）

　　黄铁矿在氧化带不稳定，易分解形成各种铁的硫酸盐和氢氧化物。铁的氢氧化物为褐铁矿，而保留着黄铁矿的假象，亦为立方体。我们在药材市场上偶发现出售的自然铜即此。矿物小块在还原焰上加热后具磁性。（图 48）

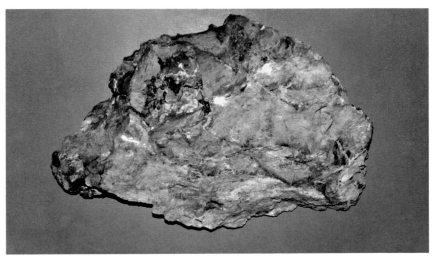

图 47　褐铁矿

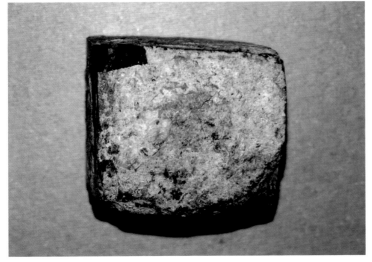

图 48　黄铁矿（氧化）

伏龙肝《雷公炮炙论》
Fulonggan

异名：灶心土

来源：为久经柴草烧熏的灶心泥土。主含硅酸（H_2SiO_3），氧化铝（Al_2O_3），三氧化二铁（Fe_2O_3）。

采制：在拆修柴火灶时，将灶泥土取出，除去焦黑部分及杂质。

药材鉴别：呈不规则土状块体，大小不一。全体红褐色或土黄色。质较硬，但可砸碎，常有蜂窝状小孔，具烟熏气。（图 49）

以块整齐，色红褐，有蜂窝状小孔者为佳。

性味：辛，温。

功能与主治：温中燥湿，止呕止血。治呕吐反胃，腹痛泄泻，吐血，衄血，便血，尿血，妇女妊娠恶阻，崩漏带下，痈肿溃疡。

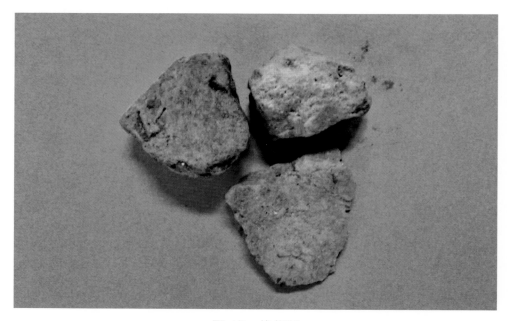

图 49　伏龙肝

芒硝《名医别录》
Mangxiao

异名：芒消、盆消

来源：为硫酸盐类矿物芒硝族芒硝（Mirabilite），经加工精制而成的结晶体。主含含水硫酸钠（$Na_2SO_4 \cdot 10H_2O$）。

采制：全年均可采集提炼，以秋冬两季为好，因气温低，容易结晶。取天然产的芒硝，用热水溶解，过滤，放冷即析出结晶，通称朴硝。再取萝卜洗净切片，置锅内加水煮透后，加入朴硝共煮，至完全溶化，取出过滤或澄清后，取上层液，放冷，待析出结晶，干燥后即为芒硝（每朴硝100斤，用萝卜10～20斤）。也有取天然产的芒

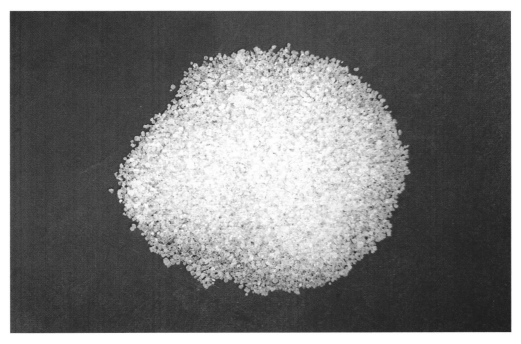

图50　芒硝

硝，经煮炼、过滤、冷却后，取上层的结晶为芒硝，下层的结晶为朴硝。

药材鉴别：本品呈棱柱状、长方形或不规则块片状及粒状结晶。无色、类白色，透明。具玻璃样光泽。质脆，易碎。露置空气中，易逐渐失去全部水分，变为无水芒硝粉末。（图50）

以条块状结晶，无色、透明、洁净者为佳。

理化鉴别：

（1）取本品水溶液，加醋酸氧铀锌试液，即产生黄色沉淀。（检查钠盐）

（2）取铂丝，用盐酸湿润后，蘸取本品粉末在无色火焰中燃烧，火焰即显鲜黄色。（检查钠盐）

（3）取本品水溶液，加氯化钡试液，即产生白色沉淀。沉淀在盐酸或硝酸中均不溶解。（检查硫酸盐）

性味：咸、苦，寒。

功能与主治：泻下通便，润燥软坚，清火消肿。用于实热积滞，腹满胀痛，大便燥结，肠痈肿痛；外治乳痈，痔疮肿痛。

注：孕妇慎用；不宜与硫黄、三棱同用。

花蕊石 《嘉祐本草》
Huaruishi

异名: 花乳石

来源: 为变质岩类岩石蛇纹大理岩。主含碳酸钙（CaCO₃）。

采制: 采挖后，除去杂石和泥沙，选取淡黄色或黄绿色彩晕的小块作药用。

药材鉴别: 为粒状和致密块状的集合体，呈不规则块状，大小不一，具棱角，而不锋利。白色或浅灰白色，其中央有点状或条状的呈浅绿色或淡黄色的蛇纹石，习称"彩晕"。对光观察有闪星状光泽。体重，质硬。砸碎后，断面粗糙。气微，味淡。（图51）

以块大小均匀，夹有黄绿色斑纹，无杂石者为佳。

理化鉴别:

（1）取本品粗粉 1g，加稀盐酸 10ml，即泡沸，发生二氧化碳气体，导入氢氧化钙试液中，即生成白色沉淀。（检查碳酸盐）

（2）取本品粉末 0.2g，加稀盐酸 5ml，滴加氢氧化钠试液，即生成白色沉淀。分离，

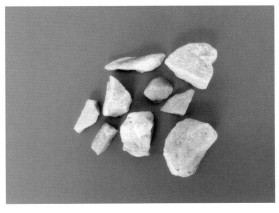

A

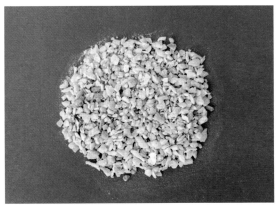

B

图 51　花蕊石

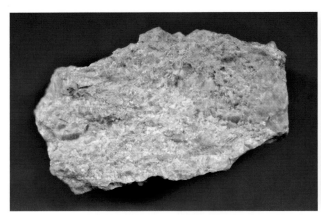

图 52　透辉石

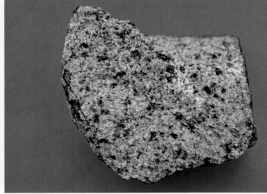

图 53　橄榄石

沉淀分成两份，一份加过量的氢氧化钠试液，沉淀不溶解；另一份加碘试液，沉淀变为红棕色。（检查镁盐）

（3）取本品细粉 0.2g，置锥形瓶中，加稀盐酸 5ml，加热微沸使溶解，取溶液 1 滴置载玻片上，加硫酸溶液（1 → 4）1 滴，静置片刻，盖上盖玻片，放显微镜下可以观察到针状结晶（生品）或簇状结晶（煅品）。

性味：酸、涩，平。

功能与主治：化瘀止血。用于咯血，吐血，外伤出血，跌扑伤痛。

混淆品：

（1）方解石。形态特征见方解石项下。

（2）白云石。形态特征见紫石英项下混淆品（2）。

（3）透辉石（Diopside）。无色至浅绿色，条痕白色。玻璃样光泽。硬度 5.5 ~ 6.5。比重 3.22 ~ 3.38。（图 52）

（4）橄榄石（Olivine）。黄绿色至橄榄绿色。玻璃样光泽，贝壳状断口。硬度 6.5。比重 3.3 ~ 3.4。（图 53）

麦饭石 《本草图经》

Maifanshi

异名：长寿石、健康药石、矿泉药石

来源：为花岗闪长岩、花岗岩、石英斑岩之风化半风化物。主含二氧化硅（SiO_2）及三氧化二铝（Al_2O_3）。

采制：采挖后，除去杂石及泥沙。

药材鉴别：呈不规则块状，大小不一，具棱角。由大小不等，颜色不同的颗粒聚集而成，略似麦饭团。由灰白、淡褐、淡红、黄白、黑等不同色泽矿物颗粒组成。表面粗糙，体较重，质疏松程度不同。砸碎后断面不整齐，可见小鳞片矿物分布于其间，并呈闪星样光泽，其他斑点光泽不明显。（图 54，55，56）

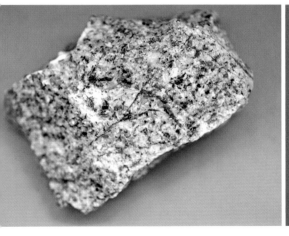
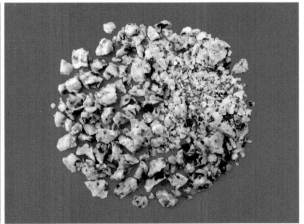

A   B

图 54   花岗闪长岩

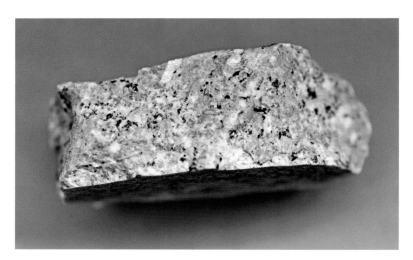

图 55　花岗岩

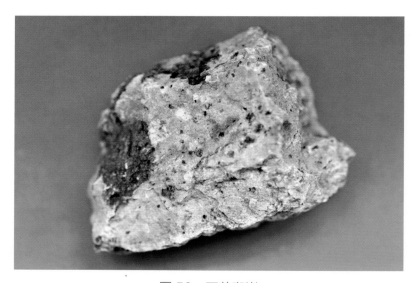

图 56　石英斑岩

以块大，整洁，表面有斑点，无杂质者为佳。

性味：甘，温。

功能与主治：生肌去腐、生新止痛。用于痈疽，外痔，风湿症，神经痛及多种皮肤病。研细粉外敷或煎水洗浴。本品还用于食品、饮料、日用化工、水质净化等。

玛瑙 《嘉祐本草》
Manao

异名：文石

来源：为石英的隐晶质变种玛瑙（Agate）。主含二氧化硅（SiO_2）。

采制：采挖后，除去杂石泥沙。

药材鉴别：呈致密的不规则块状，大小不一，而常具各种形态，如乳房状、葡萄状、结核状等，常呈同心圆构造。颜色不一，以白色、灰色、棕色或红色为最常见；黑色、蓝色及其他颜色亦有，多呈条带状、同心环状、云雾状色彩。具蜡状光泽，半透明至透明。质硬而脆，硬度 6.5～7.0。比重 2.6～2.7。条痕白色或近白色。迅速摩擦不易热。能溶于氟化氢及氢氧化钾溶液中。（图 57）

以质坚，色红润者为佳。

性味：辛，寒。无毒。

功能与主治：解热明目。治眼生翳障，研末外点。

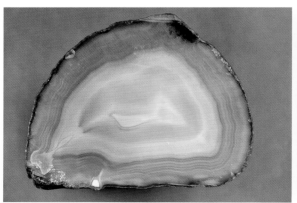

A（夹胎玛瑙）

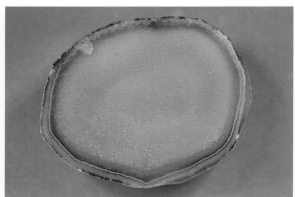

B

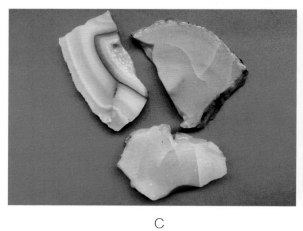

C

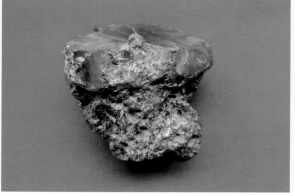

D

图 57　玛瑙

赤石脂 《神农本草经》
Chishizhi

异名：红土、赤符

来源：为硅酸盐类矿物多水高岭石族多水高岭石（Halloysite）。主含含水硅酸铝 $[Al_4(Si_4O_{10})(OH)_8·4H_2O]$。

采制：采挖后，除去杂石、泥土，选出红色滑腻如脂的块状体。

药材鉴别：本品为不规则块状，大小不一，表面光滑如脂，粉红色、红色至紫红色或有红白相间的大理石样花纹。质较软，易碎。硬度 1～2。比重 2.0～2.2。断面有的具蜡样光泽。吸水性强，舔之粘舌。微有黏土气，味淡。嚼之无砂粒感。（图58）

以色红，里外一样，光滑细腻，质软，吸水力强者为佳。

理化鉴别：

（1）取本品一小块（约 1g），置具有小孔软木塞的试管内，灼烧，管壁有较多水生成，小块颜色变深。（检查结晶水）

（2）取本品粉末约 1g，置瓷蒸发皿中，加水 10ml 与硫酸 5ml，加热至产生白烟，冷却，缓缓加水 20ml，煮沸 2～3 分钟，滤过，滤渣为淡紫棕色。滤液照下述方法试验：①取滤液 1ml，加氢氧化钠试液，即发生白色胶状沉淀。分离，沉淀能在过量

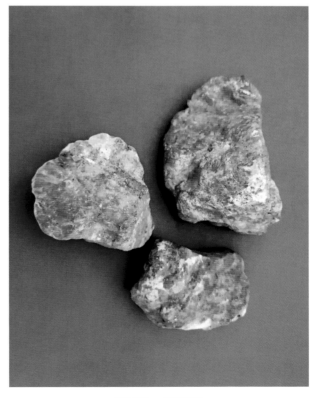

图58　赤石脂

的氢氧化钠试液中溶解。②取滤液 1ml，加氨试液至生成白色胶状沉淀，滴加茜素磺酸钠指示液数滴，沉淀即显樱红色。（检查铝盐）

（3）取滤液 1ml，加亚铁氰化钾试液，即发生深蓝色沉淀。（检查铁盐）

性味：甘、涩、酸，温。

功能与主治：涩肠固脱，止血收湿敛疮。主治久泻久痢，脱肛，便血，崩漏带下，遗精，疮疡久溃不敛，湿疹，外伤出血。

混淆品：

（1）黄石脂。以水白云母（Hydromuscovite）为主的黏土矿物。呈不规则土块状，大小不一。淡黄色，略带深黄色至米黄色花纹或斑点。轻打可碎，断面不平坦显层纹。微有吸水性。舌舔之，稍粘舌。于乳钵中加水适量研磨，不成乳脂状。（图 59）

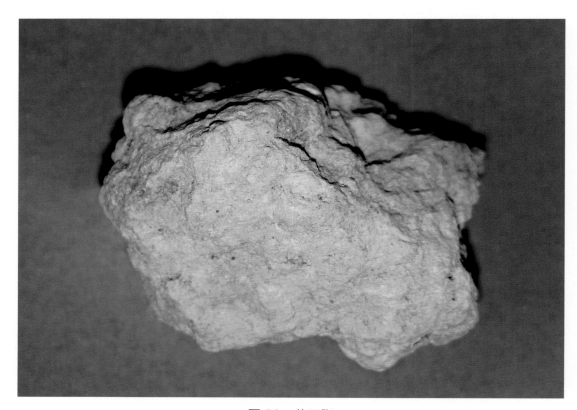

图 59　黄石脂

（2）软滑石。形态特征见滑石项下习用品。

（3）长石石英砂岩。呈不规则块状，表面凹凸不平，颗粒状结构，对光有许多闪光亮点。浅灰色或深灰色，质较重。（图60）

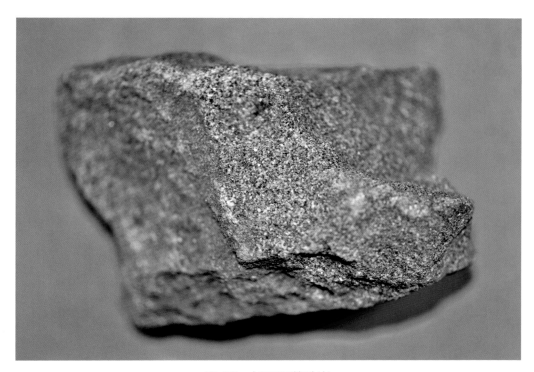

图60　长石石英砂岩

金礞石《中药志》
Jinmengshi

异名：烂石、酥酥石

来源：为变质岩类蛭石片岩（Vermiculite schist）或水黑云母片岩（Hydrobiotite schist）。主含钾、镁、铝的硅酸盐[$K(Mg，Fe)_2(AlSi_3O_{10})(OH，F)_2$]。

采制：采挖后，除去杂石和泥沙。

药材鉴别：

（1）蛭石片岩。主为鳞片状矿物组成的集合体。多数呈不规则碎片状或粒状，直径0.1～0.8cm。有的呈不规则扁块状或厚板状，长2～10cm，宽2～5cm，厚0.6～1.5cm。无棱角，断面可见层状。浅棕色或棕黄色。金黄色光泽。质较脆，用手捻之，易碎成金黄色小鳞片。具滑腻感。气微，味淡。（图61）

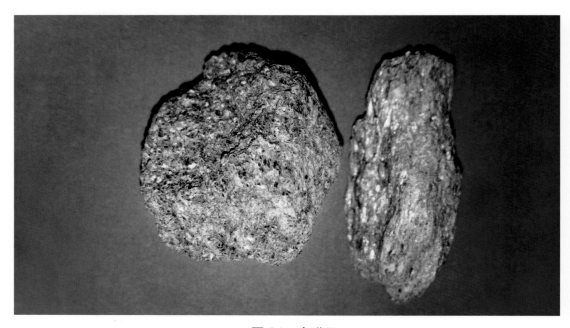

图61　金礞石

（2）水黑云母片岩。均为小鳞片组成的呈大小不一的不规则块状，无明显棱角。棕黄色或黄色，带有金黄色或银白色金属光泽。体轻，质松软，用手指易捻成像麦麸一样的碎片。

均以块整，色金黄，无杂质者为佳。

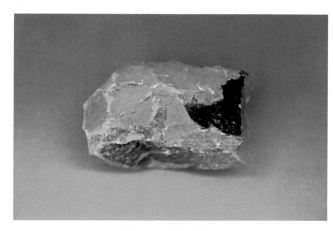

图62　粉砂岩

理化鉴别：取金礞石碎片 1~2 片，置铁片上加热，即层裂和散裂，迅速膨胀 5~6 倍，如小碎块即散裂，鳞片变为弯弯曲曲似蛭虫状。光泽变淡，呈银白色或浅黄色。体重显著减轻，可浮于水面。水黑云母片岩加热后膨胀较小，仅 2~3 倍。

性味：甘、咸，平。

功能与主治：坠痰下气，平肝镇惊。用于顽痰胶结，咳逆喘急，癫痫发狂，烦躁胸闷，惊风抽搐。

混淆品：

（1）青礞石。形态特征见青礞石项下。

（2）金精石。形态特征见金精石项下。

（3）银精石。形态特征见云母石项下。

伪品：粉砂岩。主为细碎屑组成的集合体，呈不规则块状，大小不一，具明显的棱角。表面粗糙，土黄色。质较硬，需用小刀尖端稍用力方可有划痕。（图62）

金精石 《本草纲目》

Jinjingshi

异名: 金晶石、蛭石

来源: 为硅酸盐类矿物水金云母(Vermiculite)的矿石。主含铝硅酸镁铁$(Mg,Fe)_3$ $[(Si,Al)_4O_{10}](OH)_2 \cdot 4H_2O$。

采制: 采得后,除去杂石、泥沙,挑选纯净的块片。

药材鉴别: 呈不规则块片,系多数薄片叠成,大小不一。色金黄、暗棕色或墨绿棕色,表面光滑,具金属光泽。质柔软,硬度1~1.5。比重2.4~2.7。断面显层状,易剥离成薄层,薄片具挠性,加热后迅速膨胀成片状裂开或碎裂。气微,味淡。(图63)

以块片大,色金黄,质柔软,无杂质者为佳。

理化鉴别: 微溶于盐酸,其溶液呈浅黄色,加10%亚铁氰化钾试液,即变为碧蓝色,同时有白色沉淀生成,此沉淀继而变为蓝色。

性味: 咸,寒。有小毒。

功能与主治: 镇惊安神,明目去翳。用于心悸,失眠,角膜云翳。

混淆品: 银精石。形态特征见云母石项下。

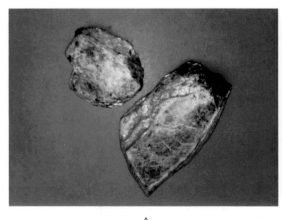
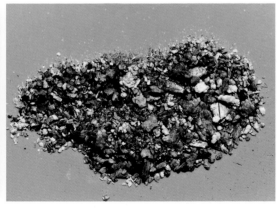

A　　　　　　　　　　　　　B

图63　金精石

炉甘石 《本草纲目》
Luganshi

异名：炉眼石、甘石、浮水甘石

来源：为碳酸盐类矿物方解石族菱锌矿（Smithsonite），主含碳酸锌（$ZnCO_3$）；或为碳酸盐类矿物水锌矿（Hydrozincite），主含碱式碳酸锌 $[Zn_5(CO_3)_2(OH)_6]$。

采制：采挖后，除去杂石，去净泥土。

药材鉴别：商品分生甘石（菱锌矿）和浮水甘石（水锌矿）。

（1）生甘石（菱锌矿）。呈不规则块状，大小不一。白色、灰白色、浅土黄色或淡红棕色。凹凸不平，多孔隙，土状光泽。体轻，质较硬而脆，易碎。断面白色或土黄色。硬度 4.5～5。比重 4～4.5。气微，味微涩。（图 64）

（2）浮水甘石（水锌矿）。多为白色，也有灰黄色及褐紫色。土状光泽，体轻，质松软多孔。硬度 4。比重 3.5～3.8。有较强的吸水性，舐之粘舌。（图 65）

均以色白，体轻，质松者为佳。

理化鉴别：

（1）取本品在紫外光灯（253.7nm）下检视，显浅蓝紫色荧光。

（2）取本品粗粉 1g，加稀盐酸 10ml，即泡沸，发生二氧化碳气，将此气体通入氢氧化钙试液中，即生成白色沉淀。（检查碳酸盐）

（3）取本品粗粉 1g，加稀盐酸 10ml，使溶解，滤过，滤液加亚铁氰化钾试液，即生成

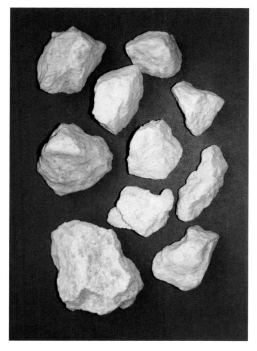

图 64　生甘石

白色沉淀，或杂有微量的蓝色沉淀。（检查锌盐）

（4）取本品 1 小块，置具有圆孔软木塞试管内，灼烧。在管壁有水生成（检查水锌矿）；在管壁无水生成（检查菱锌矿）。

性味：甘，平。

功能与主治：解毒明目退翳，收湿止痒敛疮。用于目赤肿痛，睑弦赤烂，翳膜遮睛，胬肉攀睛，溃疡不敛，脓水淋漓，湿疮瘙痒。

伪品：

（1）方解石。形态特征见方解石项下。

（2）白云石。形态特征见紫石英混淆品（2）。

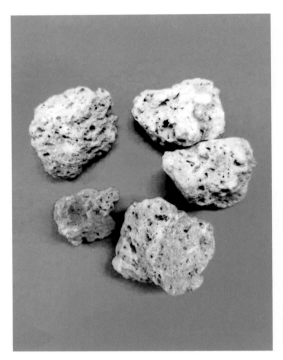

图 65　浮水甘石

注：按《中华人民共和国药典》规定：炉甘石的基源应是碳酸盐类矿物菱锌矿。主含碳酸锌（$ZnCO_3$）。根据文献报道，主产于广西的炉甘石及调往各地的炉甘石样品，经检定，除菱锌矿外尚有水锌矿。作者将多年调查商品中药材时收集的炉甘石样品进行了鉴定，不但有水锌矿，而且是药材市场炉甘石的主流商品。

菱锌矿和水锌矿都是铅锌矿床氧化带中的次生矿物，水锌矿是矿床氧化带中分布较广的矿物之一。两者的本质均为锌的碳酸盐。

炉甘石只有经过炮制才能用于临床入药。菱锌矿、水锌矿经煅烧后，均变为氧化锌，起到同样的药理作用。这样可以扩大药源，补充菱锌矿的不足。

青礞石 《嘉祐本草》
Qingmengshi

异名: 礞石

来源: 为变质岩类黑云母片岩(Biotite schist)或绿泥石化云母碳酸盐片岩(Mica Carbonate Schist by Chloritization)。黑云母片岩主含钾、镁、铁、铝的硅酸盐〔$K(MgFe)_3(AlSi_3O_{10})(OH,F)_2$〕。绿泥石化云母碳酸盐片岩主含方解石(Calcite)、白云石(Dolomite)、金云母(Phlogopite)、绢云母(Sericite)等矿物组成的集合体。方解石、白云石含量占40%~65%。

采制: 采挖后,除去杂石、泥沙。

药材鉴别:

(1)黑云母片岩。主为鳞片状或片状集合体。呈不规则扁块状或长斜块状,大小不一,无明显棱角。褐黑色或绿黑色,具玻璃样光泽。质软,易碎,断面呈较明显层状,碎后呈薄的斜片状。碎粉主为黑色或绿黑色鳞片(黑云母),有似星点样闪光。气微,味淡。(图66)

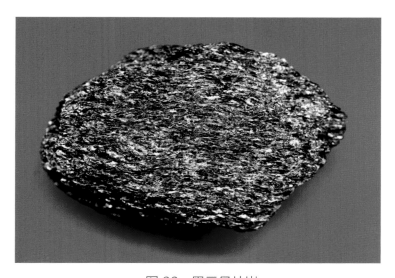

图66　黑云母片岩

以绿黑色,质软易碎,有光泽者为佳。

(2)绿泥石化云母碳酸盐片岩。为粒状和小鳞片状集合体,呈不规则块状。灰色或灰绿色,夹有银色或淡黄色鳞片,具珍珠样光泽。质松软,易碎,碎粉为灰绿色小鳞片(绿泥石化云母片)和类白色颗粒(主为碳酸盐),片状者具星点样闪光。气微,味淡。(图67)

以灰绿色,有光泽者为佳。

理化鉴别:绿泥石化云母碳酸盐片岩,加稀盐酸产生气泡(方解石),加热后泡沸激烈(白云石)。黑云母片岩无此反应。

性味:甘、咸,平。

功能与主治:坠痰下气,平肝镇惊。用于顽痰胶结,咳逆喘急,癫痫发狂,烦躁胸闷,惊风抽搐。

混淆品:

(1)阴起石。形态特征见阴起石项下。

(2)金礞石。形态特征见金礞石项下。

(3)滑石。形态特征见滑石项下。

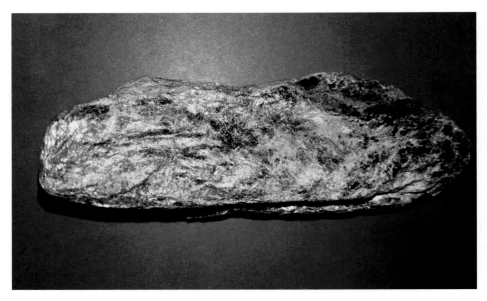

图67 绿泥石化云母碳酸盐片岩

禹余粮《神农本草经》
Yuyuliang

异名：禹粮石、石中黄、白余粮

来源：为氢氧化物类矿物褐铁矿（Limonite）。主含碱式氧化铁［FeO（OH）］。

采制：采挖后，除去杂石、泥土。

药材鉴别：呈大小不规则块状，表面为淡棕色、灰棕色或棕褐色，具不规则层状结构，表面常显圆形或椭圆形光滑凹窝或附有黄色粉末。体重质硬，硬度 4.5～5.5。比重 3.6～4。（图 68）

市场上还有一种将褐铁矿石直接加工成碎渣销售，其形状不规则，具明显棱角，有的显亮星点，色棕红、棕黄，这样的禹余粮较差，因褐铁矿有多种成因类型，其形态、成分不完全相同。（图 69）

理化鉴别：

（1）取本品粉末 0.1g，加盐酸 2ml，振摇，静置。①取上清液 0.5ml，滴加亚铁氰化

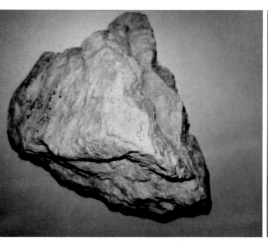
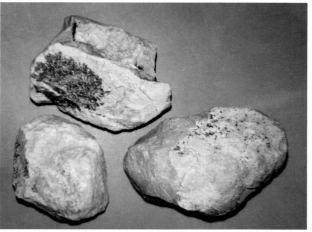

A　　　　　　　　　　　　B

图 68　禹余粮

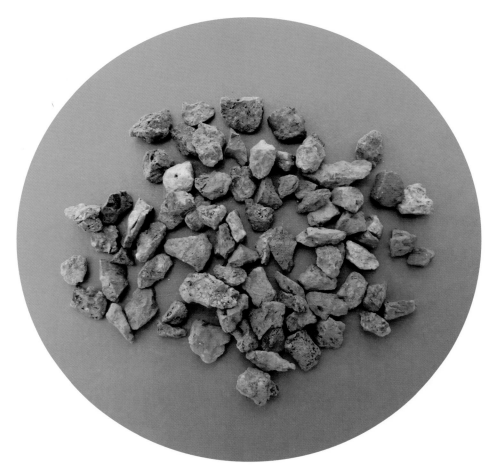

图 69　禹余粮（褐铁矿加工品）

钾试液 1～2 滴，即生成蓝色沉淀，沉淀在稀盐酸中不溶，但加氢氧化钠试液，即分解成棕色沉淀。（检查铁盐）②取上清液 0.5ml，滴加硫氰酸铵试液，即显血红色。（检查铁盐）

（2）取本品粉末少许，置于试管中，密闭，在火焰上加热，有小水珠附于试管壁的上方。

性味：甘、涩，微寒。

功能与主治：涩肠止泻，收敛止血。用于久泻久痢，大便出血，崩漏带下。

混淆品：禹粮土。形态特征见禹粮土项下。

禹粮土
Yuliangtu

来源：为砂泥质结构的黏土岩石，主含红棕色黏土物质，系由高岭石、氧化铁、石英、绢云母等组成。主含二氧化硅（SiO_2）。蒙古族、藏族常用药材。

采制：采挖后，除去杂质，放置于大锅中，加适量开水，搅拌，取上清液。药渣再浸洗几次，浸液与上清液混匀。放置一日，取沉积药物，干燥即得。

药材鉴别：呈不规则片块状或粉末状。红棕色，片块状者，质脆易碎，断面略平坦，显层次。手捻表面有光滑感，染指成红棕色，嚼之粘牙，微有砂粒感。（图70）

以色红棕，细腻，嚼之粘牙而砂粒少者为佳。

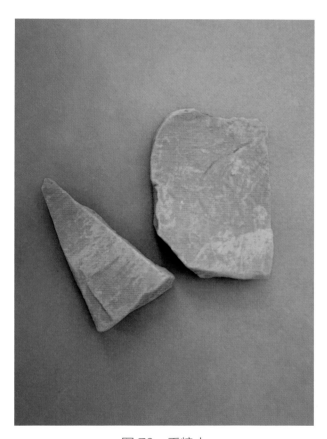

图70　禹粮土

理化鉴别：

（1）取本品粉末 0.1g，于小试管内加 1N盐酸液 5ml，加热，滤过，取滤液 1ml，加 10%亚铁氰化钾试液 2 滴，溶液显蓝色，并逐渐形成蓝色沉淀。

（2）用毛细管吸取上项蓝色溶液，点于滤纸上，置浓氨水上薰 1 分钟，加茜素的饱和乙醇液 1 滴，再置氨水上熏 1 分钟，即显紫红色，加热，紫红色退去，可见赭红色环形。

性味：甘，凉。

功能与主治：清热凉血，祛瘀生新，消肿止痛。用于脉热，脏伤，外治烧、烫伤。

习用品：呈块状，大小不一，色白或棕黄色。手捻易碎，断面平坦，无层次。在甘肃、内蒙古部分地方药用。（图 71）

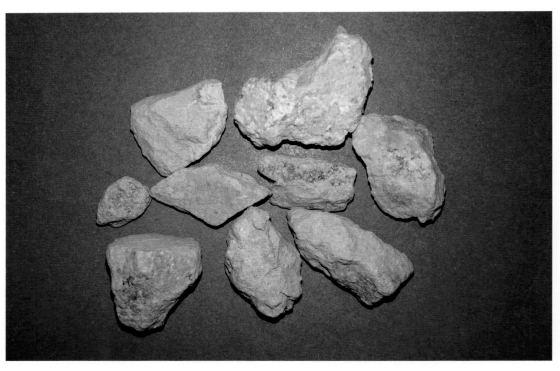

图 71　禹粮土

姜石《新修本草》
Jiangshi

异名：蛲砺石、裂姜石

来源：为黄土中的结核（Loess Concretion）。主为碳酸钙（$CaCO_3$）。在地质界称之为"黄土小僧"。整体仍以黏土为主要组分多矿物集合体。

采制：从深层黄土中挖出，去尽泥土，晒干即可。

药材鉴别：呈不规则块状，表面不平坦，极似生姜。浅黄色、浅灰色或浅褐色。质较重，且坚硬，但易砸碎，断面较粗糙，碎后呈土状颗粒，咀嚼略有砂粒感。气无，舐之略吸舌。（图72）

性味：咸，寒。无毒。

功能与主治：治热痱豆疮、疔毒。近代临床治食道癌、霉菌性阴道炎、宫颈炎，霉菌性肠痛、黄水疮、胃溃疡和婴儿单纯性消化不良。

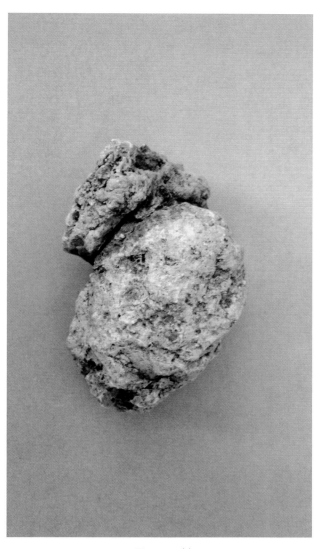

图72　姜石

钟乳石 《本草崇原》
Zhongrushi

异名：石钟乳

来源：为碳酸盐类矿物方解石族方解石。主含碳酸钙（$CaCO_3$）。

采制：采收后，除去杂石。粗大呈圆锥形的称钟乳石；细如管状的称滴乳石。主成分均为碳酸钙。

药材鉴别：

（1）钟乳石。圆锥形或圆柱形，大小不一，长 5 ~ 15cm，直径 2 ~ 7cm。表面白色、灰白色、灰褐色或棕黄色，粗糙，凹凸不平。体较重，质硬，断面较平整，近中心多具一小圆孔，其周围具厚薄不匀的同心环纹。气无，味微咸。（图 73）

（2）滴乳石（钟乳鹅管石）。呈圆柱状或圆锥形，多中空如管状，长 2 ~ 6cm，直径

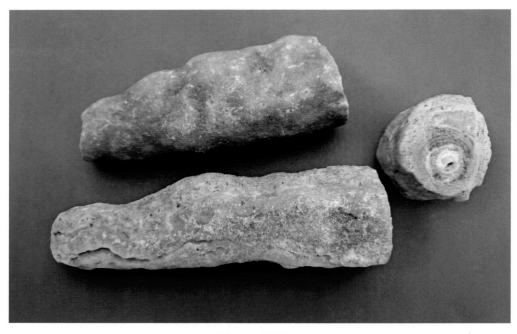

图 73　钟乳石

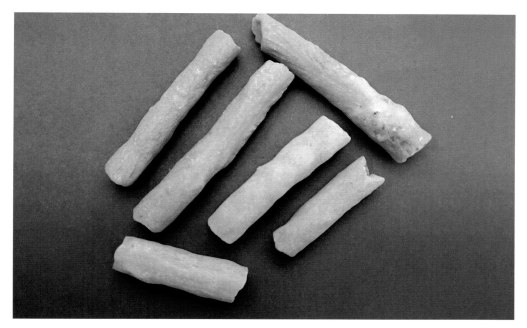

图 74　滴乳石

约 0.5 ~ 1cm，管壁厚约 1 ~ 2mm。表面乳白色、灰白色或灰褐色，质硬而脆，断面具玻璃样光泽，空洞较大，有的可见环形层纹。（图 74）

　　均以色白或灰白，空心，有光泽，无杂石者为佳。

　　理化鉴别：取本品，滴加稀盐酸，即发生大量气泡。溶液显钙盐的鉴别反应。

　　性味：甘，温。

　　功能与主治：温肺，助阳，平喘，制酸，通乳。用于寒痰咳喘，阳虚冷喘，腰膝冷痛，胃痛泛酸，乳汁不通。

扁青 《神农本草经》
Bianqing

异名：石青、碧青、大青

来源：为碳酸盐类矿物蓝铜矿（Azurite）的矿石。主含碱式碳酸铜 $[2CuCO_3 \cdot Cu(OH)_2]$。

采制：挖出后，去除杂石及泥土。

药材鉴别：呈不规则块状，深蓝色，玻璃样光泽或附有白色或灰白色土状物。条痕浅蓝色。质硬而脆，可砸碎，断面不平或呈贝壳状。硬度 3.5～4.0。比重 3.7～3.9。在酸液中溶解，并发出咝的响声，溶液呈蓝色。（图 75）

以块大，色蓝，具玻璃样光泽，无杂石者为佳。

性味：酸、咸，平。有小毒。

功能与主治：祛痰，催吐，破积，明目。治风痰癫痫，惊风，目痛，目翳，创伤，痈肿。

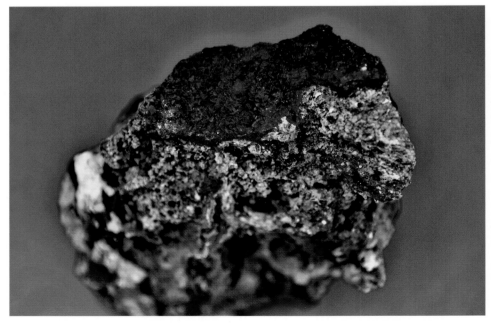

图 75　扁青

砒石 《开宝本草》

Pishi

异名：信石、砒黄、人言

来源：为氧化物类矿物砷华（Arsenolite）的矿石。现多为毒砂（Arsenopyrite）、雄黄（Realgar）等含砷矿石的加工制成品。主含三氧化二砷（As_2O_3）。

采制：少数为选取天然的砷华矿石，多数为加工制成品。加工方法：（1）老法将毒砂砸成小块，除去杂石，与煤、木炭或木材烧炼，然后升华而得，此法设备简单，但有害健康。（2）新法将选取的纯净雄黄，砸成 10cm 上下的块，点燃之，使雄黄燃烧，生成气态的三氧化二砷及二氧化硫，然后通过冷凝管道，使三氧化二砷得到充分冷凝，即为信石。二氧化硫另从烟道排出。

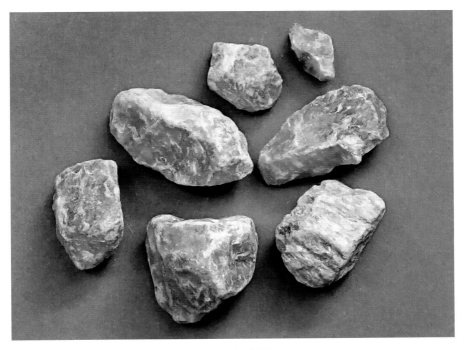

图 76　红砒石

药材鉴别：

（1）红砒石。呈不规则块状，大小不一。淡黄色、淡红色或红黄相间，略透明或不透明，玻璃样光泽或无光泽。质脆，易砸碎。本品极毒，不可口尝。（图76）

以块状，色红润，有晶莹直纹，无渣滓者为佳。

（2）白砒石。呈不规则块状，大小不一，无色或白色，透明或不透明，玻璃样光泽或无光泽。质脆，易砸碎。本品极毒，不可口尝。

以块状、色白、有晶莹直纹、无渣滓者为佳。

性味：辛、酸，热。有毒。

功能与主治：劫痰截疟，杀虫，蚀恶肉。治寒痰哮喘，疟疾，休息痢，痔疮，瘰疬，走马牙疳，癣疮，溃疡腐肉不脱。

珊瑚《新修本草》

Shanhu

来源：为一种生活在海底岩礁上，群栖腔肠动物红珊瑚虫（Corallium rubrum）分泌的石灰质及在珊瑚虫不断繁衍生长中，细粒方解石依珊瑚体结构集聚形成的骨骼。主含碳酸钙（$CaCO_3$）。

采制：用网垂入海底，以网采收。

药材鉴别：完整者如小树。一般均已碎断成树枝状或工艺品的残余碎块，长1～9cm，直径0.2～1cm。有分枝或小凸起，表面具明显的细密网状结构及白色小斑块，有的可见到散在的小孔。红色。质硬如瓷，不易折断，断面中部橘黄色，有许多小孔。气、味皆无。（图77）

以内外红色，体重，质坚脆，粗壮者为佳。

性味：甘，平。无毒。

功能与主治：去翳明目，安神镇惊。治目生翳障，惊痫，吐衄。

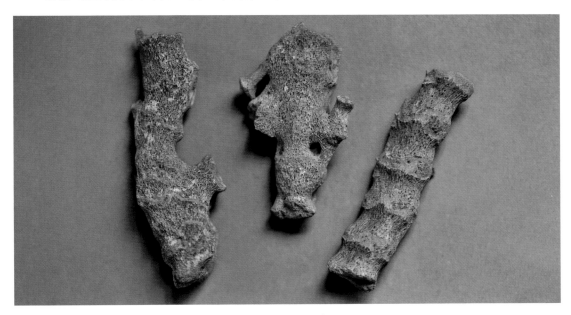

图77　红珊瑚

浮海石 《日华诸家本草》
Fuhaishi

异名：石花

来源：为胞孔科动物脊突苔虫（Costazia aculeate Canuet Bassler）或瘤苔虫（Costazia costazii Audouin）的干燥骨骼。主含碳酸钙（$CaCO_3$）。

采制：多在夏、秋两季收集，从海中捞出，用清水洗去盐质及泥沙，晒干。

药材鉴别：

（1）脊突苔虫骨骼。呈珊瑚样的不规则块状，略呈扁圆形或长圆形，大小不一，直径 2~5cm。灰白色或灰黄色。基部略平坦，另一面多凸起，作叉状分枝，中部交织如网状。叉状小枝长 3~5mm，直径约 2mm，先端多折断，少数完整者呈钝圆形。体轻，质硬而脆，表面与断面均密具细孔。气微腥，味微咸。（图78）

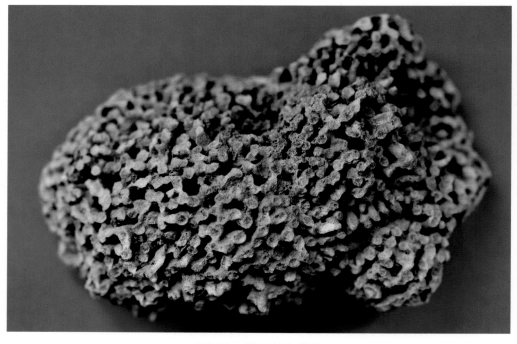

图 78 脊突苔虫骨骼

以体轻，色灰白者为佳。

（2）瘤苔虫骨骼。呈不规则块状，直径 1 ~ 3cm，多为碎块，珊瑚状分枝短，直径约 4mm。先端钝圆，极少折断。灰黄色或灰黑色。气微腥，味微咸。（图 79）

性味：咸，寒。

功能与主治：清肺火，化老痰，软坚，通淋。治痰热喘嗽，老痰积块，瘿瘤，瘰疬，淋病，疝气，疮肿，目翳。

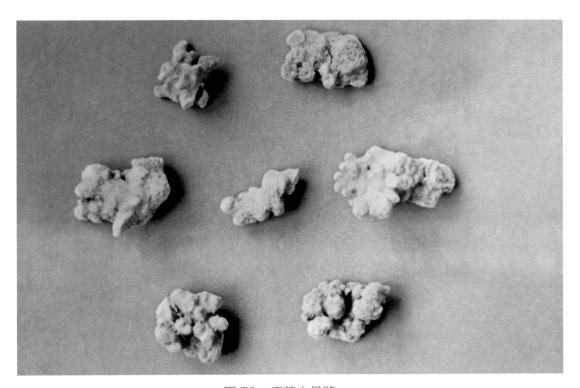

图 79　瘤苔虫骨骼

浮石《日华子诸家本草》
Fushi

　　来源：为火山喷出的岩浆凝固形成的多孔状团块。

　　采制：多于夏、秋两季收集，洗净，晒干。

　　药材鉴别：呈海绵样卵形或不规则形块状，大小不一，直径通常 2 ~ 7cm，有的可达 20cm。表面粗糙，灰白色、灰黄色或淡褐色，偶见淡红色。质硬而脆，断面疏松，具小孔，常有玻璃或绢丝样光泽。体轻，投入水中浮而不沉。气微弱，味淡。（图 80）

　　以体轻，色灰白，浮水者为佳。

　　性味：咸，寒。

　　功能与主治：清肺火，化老痰，软坚，通淋。治痰热喘嗽，老痰积块，瘿瘤，瘰疬，淋病，疝气，疮肿，目翳。

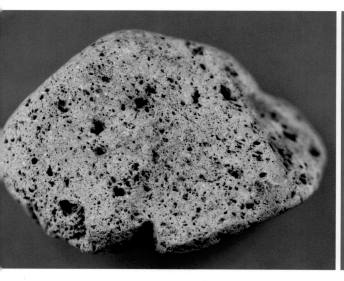
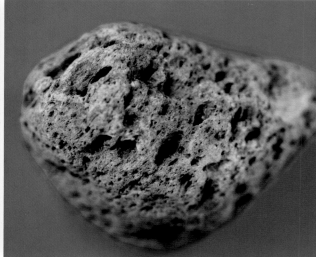

A　　　　　　　　　　　　　　　B

图 80　浮石

铁落 《神农本草经》
Tieluo

异名：铁屑

来源：为生铁煅至红赤，外层氧化时被锤落的铁屑。主含四氧化三铁（Fe_3O_4）。

采制：取煅铁时打下的铁屑，去除煤土杂质，洗净，晒干。或煅后醋淬用。

药材鉴别：为方形、长方形或不规则薄片，厚 0.1～0.5mm。一面较光滑，另一面较粗糙。铁灰色。质坚硬。金属光泽。（图 81）

以片均匀，铁灰色，无杂质为佳。

性味：辛，凉。

功能与主治：平肝镇惊。治癫狂，热病谵妄，心悸，易惊善怒，疮疡肿毒。

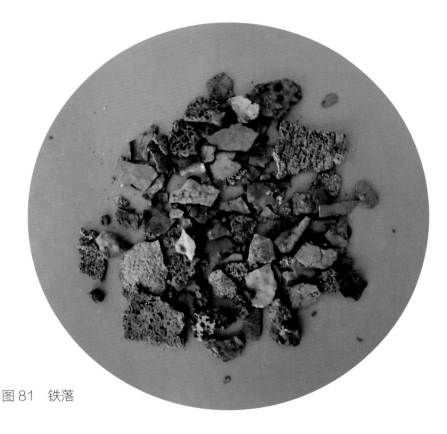

图 81　铁落

蛇含石 《新修本草》
Shehanshi

异名：蛇黄

来源：为氧化物矿物褐铁矿（Limonite）的结核。主含三氧化二铁（Fe_2O_3）。

采制：采得后，除去泥土、杂质。

药材鉴别：类圆形或不规则长圆形，大小不一，直径 1～3.5cm。黄棕色或黄褐色，表面粗糙，凹凸不平，具密集的立方体棱角，外披一层粉末，手摸则染成黄棕色。质地坚硬，较难砸碎。断面黄白色，有金属光泽，与自然铜极相似，有的断面中央呈浅黄铜色，金属光泽（黄铁矿），边缘呈暗棕色或深黄棕色，最外层则为黄棕色，粉质（褐铁矿）。气微，味淡。（图 82）

以类圆形，黄棕色，质地坚，体重者为佳。

性味：甘，寒。

功能与主治：安神镇惊，止血定痛。治心悸惊痫，肠风血痢，心痛，骨节酸痛。

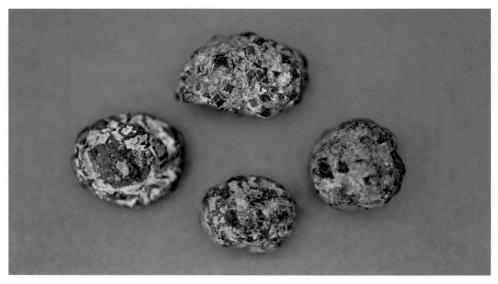

图 82　蛇含石

硇砂《新修本草》
Naosha

异名：气砂、白硇砂

来源：为氯化物类卤砂族矿物卤砂（硇砂）（Sal Ammoniac）的晶体或人工制成品。主含氯化铵（NH_4Cl）。

采制：采得后，除去杂质、沙石。或可由人工合成：（1）以氢氯酸与氨或铵的化合物作用而得。（2）以氨水中和铁板浸渍（大部分为氯化亚铁）而得。（3）索尔夫制碱法之副产品。（4）以氨水作用于氯化钙而得。

药材鉴别：呈不规则块状、颗粒状或粉末状结晶体。白色、灰白色，有的稍带淡黄色。玻璃样光泽，透明或微透明。质较脆，易碎，断口贝壳状，用指甲即可刮下白色粉末。硬度 1.5 ~ 2。比重 1.53。条痕白色。易溶于水。（图83）

以块整，色白，具光泽，不含杂质者为佳。

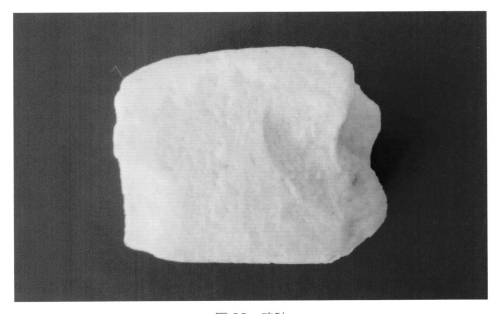

图83　硇砂

理化鉴别：

（1）取本品少许，加过量的氢氧化钠试液，加热，即分解，发生氨臭；遇湿润的红色石蕊试纸变为蓝色，能使硝酸亚汞试液湿润的滤纸显黑色。（检查铵盐）

（2）取本品约 0.1g，加入 5ml 水，使溶解，滤过。滤液加硝酸成酸性

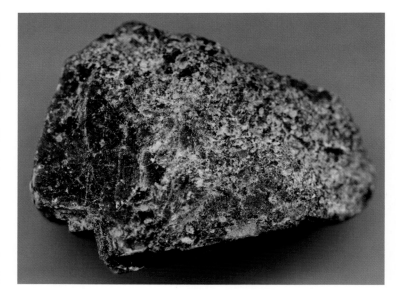

图 84　紫硇砂

后，加硝酸银试液，即生成白色凝乳状沉淀。分离，沉淀加氨试液即溶解，再加硝酸，沉淀复生成。（检查氯化物）

性味：咸、苦、辛，温。有毒。

功能与主治：消积软坚，化腐生肌，祛痰，利尿。主治癥瘕积聚，噎膈反胃，喉痹肿痛，痈肿，瘰疬，翳障，息肉，赘疣。

注：除上述品种外，在药材市场上还有一种紫硇砂，又称红硇砂、红盐。为石盐的一种，主含氯化钠（NaCl）。（图 84）

呈不规则块状，大小不等。表面紫红色或暗紫色，但深浅不匀。有棱角或凹凸不平，具玻璃样光泽，以手摸之有凉感。质较重，性脆，易打碎。

白硇砂和紫硇砂，两者形态、化学成分均不同，不应通用，应进一步从药理、临床研究，发挥各药的作用。

绿青 《名医别录》
Lǜqing

异名：孔雀石、石绿、大绿

来源：为碳酸盐类矿物孔雀石（Malachite）的矿石。主含碱式碳酸铜［$CuCO_3 \cdot Cu(OH)_2$］。

采制：挖出后，除去杂石及泥土。

药材鉴别：呈不规则块状。淡绿色或绿色。表面显孔雀尾彩纹，故名孔雀石。质重，较脆，易打碎，硬度 3.4～4.0。比重 3.9～4.1。条痕为淡绿色。玻璃样光泽，微透明至不透明。易溶于水，遇盐酸则溶解为绿色溶液，并发生气泡，加氨后溶液呈蓝色。可区分于其他绿色铜的含氧盐矿物，如硅孔雀石、假孔雀石等。（图 85）

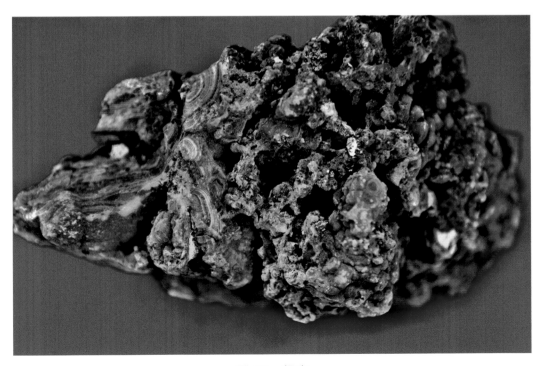

图 85　绿青

理化鉴别：

（1）取本品粉末约 1g，加入 10ml稀盐酸，即泡沸，产生大量气体，将此气体通入氢氧化钙试液中，即生成白色沉淀。（检查碳酸盐）

（2）取上述反应后的溶液，滤过。①取滤液，滴加氨试液，即生成淡蓝色沉淀；再加过量的氨试液，沉淀即溶解，呈深蓝色溶液。（检查铜盐）②取滤液，加亚铁氰化钾试液，即显红棕色。（检查铜盐）

性味：酸，寒。有毒。

功能与主治：治痰迷惊痫，疳疮。

掺伪品：扁青。在市场的调研中，多地发现将扁青工艺品边角料，掺入绿青饮片中，呈大小不等及不规则的碎屑，有圆形、椭圆形、锥形、方形、三角形等形状，有的中间有一小孔，均显浅蓝色或深蓝色。而绿青为淡绿色，易于鉴别。（图 86）

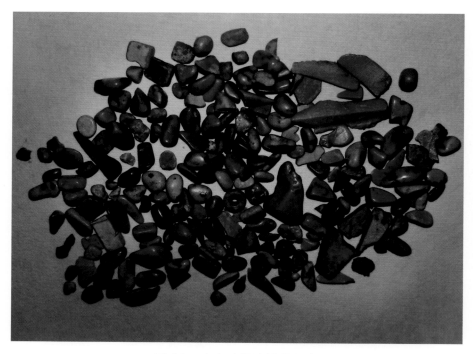

图 86　扁青（绿青掺伪品）

绿松石
Lǜsongshi

来源：为磷酸盐类矿物绿松石（Turquoise）的矿石。主含含水的铜、铝的碱性磷酸盐［$CuAl_6(PO_4)_4(OH)_8 \cdot 4H_2O$］。蒙古族、藏族常用药材。

采制：采集后，除去杂质，挑选洁净的药用。

药材鉴别：为不规则块状，大小不一。其周围常带有黑石，表面蓝绿色或天蓝色。体重，质硬脆，难砸碎，断面呈贝壳状，蜡样光泽。硬度 3～5.5。比重 2.6～2.8。条痕淡绿色或白色。（图 87）

以体硬脆，色蓝绿，具蜡样光泽，无黑石者为佳。

性味：甘，凉。

功能与主治：清肝火，解毒。主治肝热，各种中毒症。

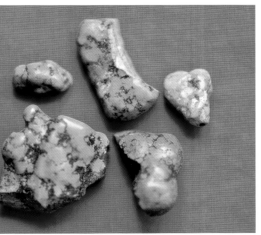

A

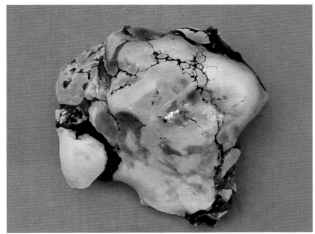

B

图 87　绿松石

滑石 《神农本草经》
Huashi

异名： 白滑石、画石、膋石、液石

来源： 为硅酸盐类矿物滑石族滑石（Talc）。主含含水硅酸镁 [$Mg_3(Si_4O_{10})(OH)_2$]。

采制： 采挖后，除去杂石和泥沙。

药材鉴别： 呈扁平形、斜方形或不规则块状，大小不一。白色、浅绿色、浅红色或淡灰色，有蜡样光泽。手摸有滑润感和微凉感。质较软而细腻，硬度 1.0～1.5。比重 2.7～2.8。条痕白色。无吸湿性，置水中不崩解。气微，味淡。（图 88）

以整洁，色白，滑润，无杂石杂色者为佳。

理化鉴别：

（1）取本品粉末 0.2g，置铂坩埚中，加等量的氟化钙或氟化钠粉末，搅拌，加硫酸 5ml，微热，立即将悬有 1 滴水的铂坩埚盖盖上，稍等片刻，取下铂坩埚盖，水滴出现白色浑浊。（检查硅酸盐）

（2）取本品粉末 0.5g，置烧杯中，加入盐酸溶液（4 → 10）10ml，盖上表面皿，加热至微沸，不时摇动烧杯，并保持微沸 40 分钟，取下，用快速滤纸滤过，用水洗涤残

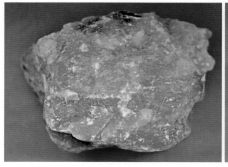
A（白色）

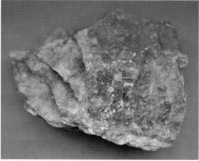
B（浅绿）

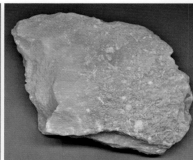
C（浅红）

图 88　滑石

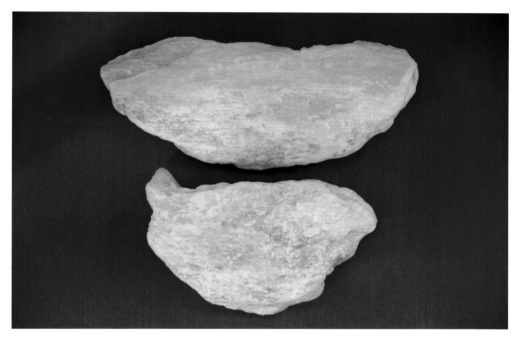

图 89　软滑石

渣 4~5 次。取残渣约 0.1g，置铂坩埚中，加入硫酸（1 → 2）10 滴和氢氟酸 5ml，加热至冒三氧化硫白烟时，取下，冷却后，加水 10ml 使溶解，取溶液 2 滴，加镁试剂（取对硝基偶氮间苯二酚 0.01g，溶于 4% 氢氧化钠溶液 1000ml 中）1 滴，滴加氢氧化钠溶液（4 → 10），使成碱性，生成天蓝色沉淀。（检查镁盐）

性味：甘、淡，寒。

功能与主治：利尿通淋，清热解暑，外用祛湿敛疮。用于热淋，石淋，尿热涩痛，暑湿烦渴，湿热水泻；外治湿疹，湿疮，痱子。

习用品：软滑石（Kaolinite）。呈不规则土块状，白色、灰白色，含杂质者，常夹杂浅红、浅棕和浅绿色。手摸之有滑腻感且染指，土状光泽。质松软，易砸碎，硬度 1。比重 2.58~2.60。置水中崩裂而不溶于水。不溶于盐酸、硝酸，在硫酸中加热后变成固体。主为含水硅酸铝 $[Al_4(Si_4O_{10})][OH]_8$ 或 $Al_2O_3 \cdot 2SiO_2 \cdot 2H_2O$。功用类同。（图 89）

滑石粉
Huashifen

来源：为滑石（Talc）经精选净制、粉碎、干燥制成。

药材鉴别：为白色或类白色，微细，无砂性的粉末，手摸有滑腻感。气微，味淡。（图90）

以粉细，色白，无杂质者为佳。

本品在水、稀盐酸或稀氢氧化钠溶液中均不溶解。

理化鉴别：同滑石项下。

性味：甘、淡，寒。

功能与主治：利尿通淋、清热解暑，外用祛湿敛疮。用于热淋，石淋，尿热涩痛，暑湿烦渴，湿热水泻；外治湿疹，湿疮，痱子。

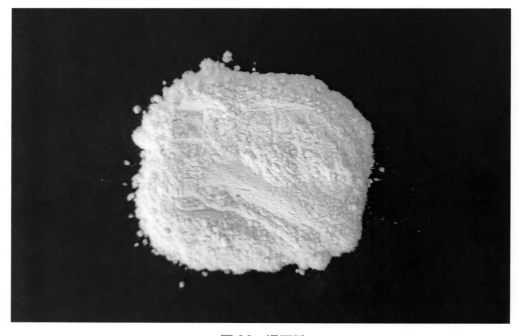

图90 滑石粉

寒水石 《神农本草经》
Hanshuishi

异名：凝水石

来源：北寒水石为硫酸盐类矿物硬石膏族红石膏（Gypsum Rubrum），主含含水硫酸钙（$CaSO_4·2H_2O$）。南寒水石为碳酸盐类矿物方解石族方解石（Calcite），主含碳酸钙（$CaCO_3$）。

采制：采挖后，除去杂石及泥沙。

药材鉴别：红石膏为不规则扁平板状或纤维块状，大小不一。粉红色，浅粉红色。略有光泽，质硬而脆，侧断面显细纤维状纵纹理，显现绢丝光泽。（图91）

以粉红色，有细丝纹，具光泽者为佳。

理化鉴别：

（1）取本品一小块（约2g），置具有小孔软木塞的试管内，灼烧，管壁有水生成，小块变为不透明体。（检查结晶水）

（2）取本品粉末约0.2g，加稀盐酸10ml，加热使溶解。溶液照下述方法试液：①取溶液2ml，加甲基红

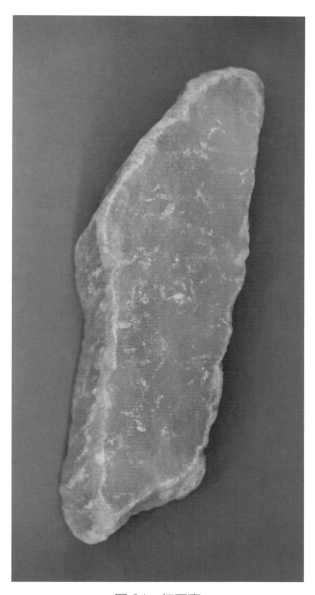

图91　红石膏

指示液2滴，用氨试液中和，再滴加盐酸至恰呈酸性，加草酸铵试液，即生成白色沉淀。分离，沉淀不溶于醋酸，但可溶于盐酸。（检查钙盐）②取溶液约2ml，加氯化钡试液，即生成白色沉淀。分离，沉淀在盐酸或硝酸中均不溶解。（检查硫酸盐）

方解石形态特征见方解石项下。

性味：辛、咸，寒。

功能与主治：清热降火，除烦止渴，固齿消肿。用于胃热消渴，腹中积聚，口干舌燥，口舌生疮，牙痛。

混淆品：

（1）透明石膏。形态特征见石膏项下。

（2）玄精石。形态特征见玄精石项下。

（3）方解石。把淡红色方解石作红石膏。方解石主含碳酸钙（$CaCO_3$）与稀盐酸作用产生大量二氧化碳气泡；而红石膏与稀盐酸则不起作用。（图92）

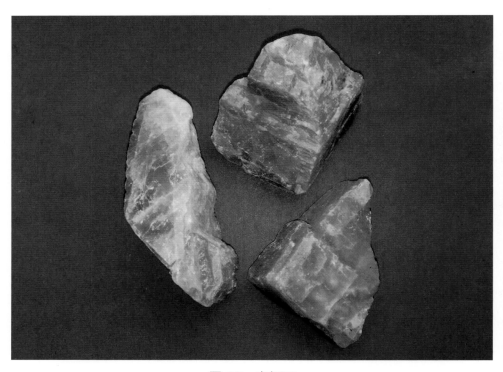

图92　方解石

紫石英《神农本草经》
Zishiying

来源：为氟化物类矿物萤石族萤石（Fluorite）。主含氟化钙（CaF_2）。

采制：采挖后，除去杂石。

药材鉴别：呈不规则块状或粒状集合体，多具棱角，紫色或绿色，深浅不匀。条痕白色，半透明至透明，玻璃样光泽，表面常有裂纹。质坚脆，易击碎，断口贝壳状。硬度4.0。比重3.18。气微，味淡。（图93）

以色紫，质坚，具玻璃样光泽，无杂石者为佳。

理化鉴别：

（1）取本品细粉0.1g，置烧杯中，加盐酸2ml与4%硼酸溶液5ml，加热微沸使溶解。取溶液1滴，置载玻片上，加硫酸溶液（1 → 4）1滴，静置片刻，置显微镜下观察，可见针状结晶。（检查钙盐）

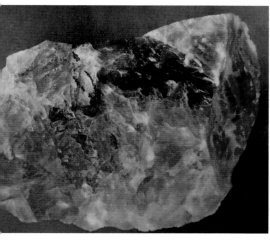

A（紫色）

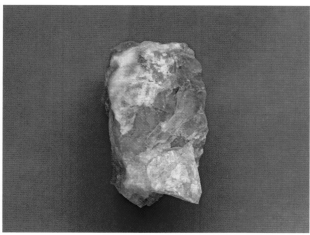

B（绿色）

图93　紫石英

（2）取本品，置紫外光灯（365nm）下观察，显亮紫色、紫色至青紫色荧光。

（3）取本品细粉 20mg 与二氧化硅粉 15mg，混匀，置具外包锡纸的橡皮塞的干燥试管中，加硫酸 10 滴。另取细玻璃管穿过橡皮塞，玻璃管下端沾水 1 滴，塞至距试管底部约 3.5cm 处，小心加热（在石棉板上）试管底部，见水滴上下移动时，停止加热约 1 分钟，再继续加热，至有浓厚的白烟放出为止。放置 2～3 分钟，取下橡皮塞与玻璃管，用 2～3 滴水冲洗玻璃管下端，使流入坩埚内，加钼酸铵溶液（取钼酸铵 3g，加水 60ml 溶解后，再加入硝酸溶液（1→2）20ml，摇匀）1 滴，稍加热，溶液显淡黄色，放置 1～2 分钟后，加联苯胺溶液（取联苯胺 1g，加入 10%醋酸使溶解成 100ml）1 滴和饱和醋酸钠溶液 1～2 滴，即显蓝色或生成蓝色沉淀。（检查氟化物）

性味：甘，温。

功能与主治：温肾暖宫，镇心安神，温肺平喘。用于肾阳亏虚，宫冷不孕，惊悸不安，失眠多梦，虚寒咳喘。

混淆品：

（1）紫水晶（Amethyst）。晶体呈六方双锥、六方柱聚形，柱面具横纹。集合体呈致密块状。透明而莹澈，油脂光泽，断口贝壳状。硬度 7。比重 2.5～2.8。不溶于一般酸类。（图 94）

（2）白云石（Dolomite）。呈不规则块状，大小不一。马鞍状晶体。白色、灰白色或灰色，玻璃样光泽。硬度 3.5～4.0。比重 2.86。与冷稀盐酸作用不起泡或微弱起泡，与热稀盐酸则起泡。（图 95）

（3）白石英。形态特征见白石英项下。

（4）方解石。形态特征见方解石项下。

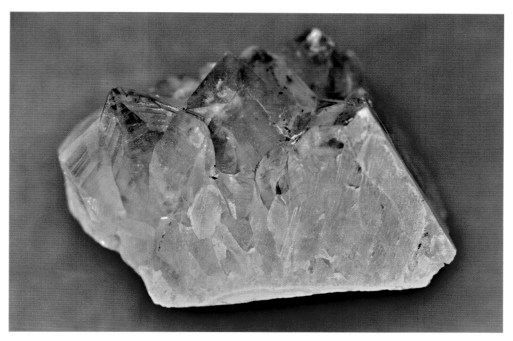

图 94　紫水晶

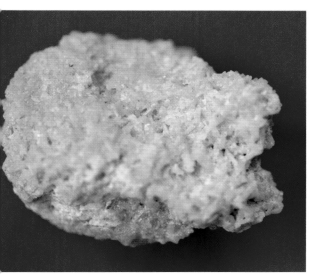

A

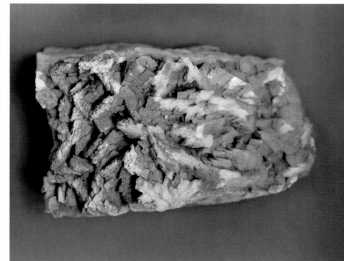

B（马鞍状晶体）

图 95　白云石

硫黄《神农本草经》
Liuhuang

异名：石硫黄

来源：为自然元素类矿物硫族自然硫（Sulphur）或用含硫矿物经加工制得。主含硫（S）。

采制：采挖后，加热熔化，除去杂质，冷却即得。

药材鉴别：自然硫呈不规则块状。黄色、浅黄色或略呈黄绿色，表面不平坦，油脂光泽。较重，性脆，轻打易碎，硬度 1～2。比重 2.05～2.08。条痕白色至淡黄色。块体用手握紧，置耳旁可听到轻微的爆裂声。（图 96）

制硫黄即人工硫磺，成分较纯。制硫黄呈块状、粒状或粉末状，具明显的重结晶形态。全体呈黄色。体轻，质酥易打碎。油脂光泽。有较强的硫黄气。（图 97）

以块整，色黄，有光泽，质松脆，无杂质者为佳。

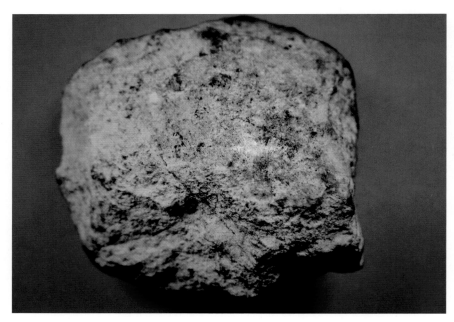

图 96　自然硫

理化鉴别：

（1）本品燃烧时易熔融，火焰为蓝色，并有二氧化硫的刺激性臭气。（检查硫）

（2）本品置于湿银面上摩擦，银面变黑色。（检查硫）

性味： 酸，温。有毒。

功能与主治： 外用解毒杀虫疗疮；内服补火助阳通便。外治用于疥癣，秃疮，阴疽恶疮；内服用于阳痿足冷，虚喘冷哮，虚寒便秘。

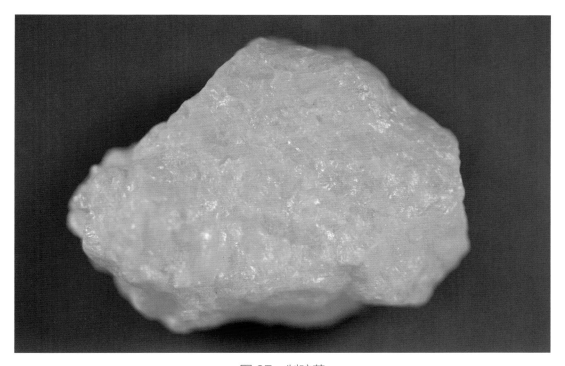

图 97　制硫黄

雄黄《神农本草经》
Xionghuang

异名：石黄

来源：为硫化物类矿物雄黄族雄黄（Realgar）。主含二硫化二砷（As_2S_2）。

采制：雄黄在矿中质软如泥，遇空气即变硬。采挖后，除去杂石、泥土。

药材鉴别：呈不规则块状，大小不一。深红色或橙红色，有的杂有灰色，表面常覆有橙黄色粉末，手触之易染成橙黄色。条痕为浅橘红色。晶体为柱状，晶面具金刚石样光泽。质脆，易碎，硬度 1.5～2。比重 3.4～3.6。断面具树脂样光泽。微有特异臭气，味淡。（图 98）

精矿粉为粉末状或粉末集合体，质松脆，手捏即成粉，橙黄色，无光泽。

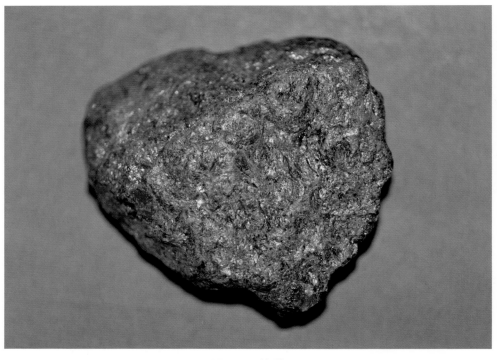

图 98　雄黄

以块大，色红，质酥脆，有光泽，无杂石者为佳。

理化鉴别：

（1）取本品粉末0.1g，加水湿润后，加氯酸钾饱和的硝酸溶液2ml，溶解后，加氯化钡试液，生成大量白色沉淀。放置后，倾取上层酸液，再加水2ml，振摇，沉淀不溶解。（检查硫酸盐）

（2）取本品粉末0.2g，置坩埚内，加热熔融，产生白色或黄白色火焰，伴有白色浓烟。取玻片覆盖后，有白色冷凝物，刮取少量，置试管内加水煮沸使溶解，必要时滤过，溶液加硫化氢试液数滴，即显黄色，加稀盐酸后生成黄色絮状沉淀，再加碳酸铵试液，沉淀复溶解。（检查砷盐）

性味： 辛，温。有毒。

功能与主治： 解毒杀虫，燥湿祛痰，截疟。用于痈肿疔疮，蛇虫咬伤，虫积腹痛，惊痫，疟疾。

注： 商品常分为雄黄、明雄、烧雄等规格。

（1）雄黄。呈块状或粉末状，深红色或橙红色。块状者又名苏雄黄，有光泽；粉末状者，质疏松易碎。药用较广。

（2）明雄。又名雄精，多呈块状，鲜红色，半透明。经加工成椭圆形多随身佩带，作装饰品，故又名腰黄。过去有的加工成杯状，称为雄黄杯。

（3）烧雄。为雄黄提炼加工品。呈块状，色紫红，无光泽，条痕黄色，质较硬脆，易砸碎，断面胶质状，不呈结晶性，常具细砂孔，微有硫黄气味。含二硫化二砷（As_2S_2）低于雄黄。

混淆品：

（1）雄黄与雌黄在性质、形状上极相似，功能上也接近，容易混淆。雄黄深红或橙红色，成分为二硫化二砷（As_2S_2）；雌黄柠檬黄色，成分为三硫化二砷（As_2S_3）。应注意鉴别。

（2）工业上生产的雄黄粉，杂质多，主要作礼花原料、特殊防腐剂等，与药用雄黄有本质区别。

鹅管石《本草纲目》
Eguanshi

　　来源：为矿物类钟乳石（Stalactite）的细长尖端部分，亦称滴乳石（又称钟乳鹅管石）或腔肠动物树珊瑚科栎珊瑚（Balanophyllia sp.）的石灰质骨骼，亦称珊瑚鹅管石。主含碳酸钙（$CaCO_3$）。

　　采制：栎珊瑚采收后，除去杂石，洗净，晒干。钟乳石选择细如管状的部分。

　　药材鉴别：

　　（1）钟乳鹅管石（又称滴乳石）。见钟乳石项下。

　　（2）珊瑚鹅管石。单体或群体，个体呈长圆管状或圆锥形，有的稍弯曲，一端较细

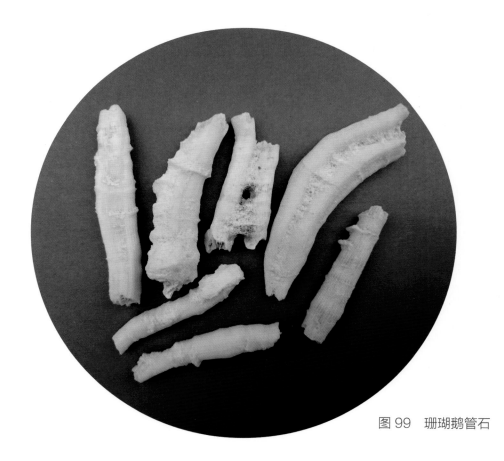

图 99　珊瑚鹅管石

而尖，状如鹅毛管。群体呈横排并联或 3～4 个单体呈方柱形，每管结合处有横枝相连，称横管。长 1.5～5.6cm，直径 0.4～1.2cm。表面乳白色、灰白色或浅黄褐色，有凸起的节状横环纹及多数纵直棱线。质硬而脆，易折断，断面有多数自中心呈放射状排列的中隔。气无，味微咸。（图 99）

以色白，条匀，无杂石者为佳。

性味：甘，温。

功能与主治：温肺，壮阳，通乳。治肺痨咳喘，胸闷，阳痿，腰膝无力，乳汁不通。

习用品：核珊瑚。为腔肠动物核珊瑚科核珊瑚（Caryophyllia sp.）的石灰质骨骼。单体圆柱形或圆锥形，长约 3.5cm，直径 1～2cm，有多数纵直棱线及细的横棱线交互成小方格，个体内部的隔壁有三列以上。（图 100）

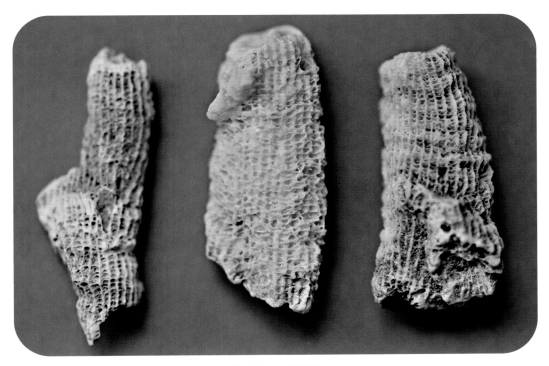

图 100　核珊瑚

琥珀 《雷公炮炙论》
Hupo

异名：血琥珀、黑琥珀

来源：为古代松科、松属植物的树脂，埋藏地下经年久转化而成的化石样物质琥珀（Amber），有时内部含有古代生物化石。主含树脂、挥发油。

采制：从地层挖出称"琥珀"，从煤层挖出称"煤珀"。挖出后，除去砂石及泥土。

药材鉴别：

（1）琥珀。呈不规则块状或颗粒状，大小不一。表面黄色、黄棕色及血红色（习称血珀）。有松脂样光泽，微透明至不透明。体较轻，质松脆，捻之易碎，断面贝壳状。（图101）

以块整齐，色红，质脆，断面光亮者为佳。

（2）煤珀。呈不规则块状或颗粒状。淡黄棕色、淡棕色或黑褐色。质硬，捻之不易碎，断面有玻璃样光

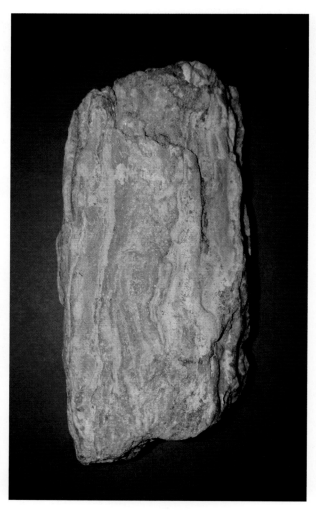

图101　琥珀

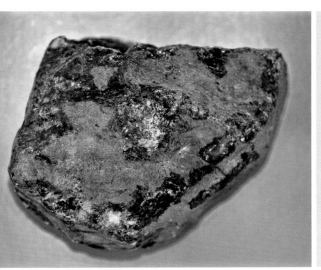
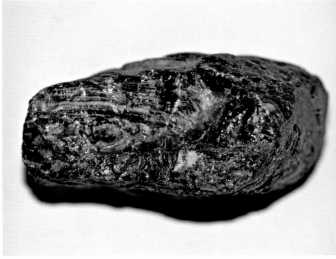

A　　　　　　　　　　　　　　　　　B（切面）

图 102　煤珀

泽。（图 102）

以色黄棕，断面有玻璃样光泽者为佳。

理化鉴别：

（1）琥珀燃之易熔，稍冒黑烟，刚熄灭时冒白烟，微有松香气。煤珀燃之冒浓黑烟，刚熄灭时冒白烟，有似煤油的臭气。

（2）加水煮沸，不溶化，不变软。

（3）取粉末 0.1g，加 10ml醋酐和 1 滴浓硫酸，由棕黄色渐变为棕褐色。

（4）取粉末 1g，加石油醚 10ml，振摇，过滤，取滤液 5ml，加 0.1%醋酸铜试液 10ml，振摇，石油醚层不得显蓝绿色。（检查松香）

性味：甘，平。

功能与主治：镇惊安神，散瘀止血，利水通淋。治惊风癫痫，惊悸失眠，血淋血尿，小便不通，妇女闭经，产后停瘀腹痛，痈疽疮毒，跌打创伤。

混淆品：琥珀煤。黑色，质轻，易碎，基本上是原煤，只见断面分布有少量点状

琥珀，应注意与煤珀的区分。（图103）

伪品：

（1）老材香。即古墓棺木中衬填材底者，因伏土深久，松香由黄色转变为黑色，无光泽。（图104）

（2）松香加工品。是将松香熬化后，倾倒在地上，未经变质或直接将松香埋在地下，经短时间取出冒充琥珀。呈长条形或不规则块状、粉末状。表面淡棕黄色，外表披一层白色霜粉。断面平滑，手握易碎，粘手。加水煮变软并溶化。遇火即燃烧，并产生棕色浓烟，具松香气味。（图105）

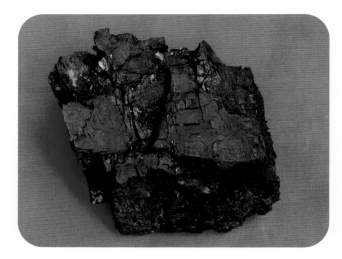

图103　琥珀煤

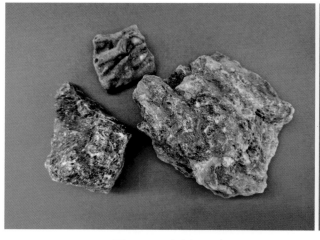
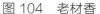

图104　老材香

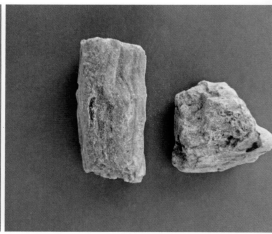

图105　松香加工品

磁石 《神农本草经》

Cishi

异名：慈石、吸铁石、玄石

来源：为氧化物类矿物尖晶石族磁铁矿（Magnetite）。主含四氧化三铁（Fe_3O_4）。

采制：采后，除去杂石，选择吸铁能力强者入药。磁石采集后放置日久，发生氧化，其磁性便会减退，乃至失去吸铁能力（称"死磁石"或"呆磁石"），故应经常用

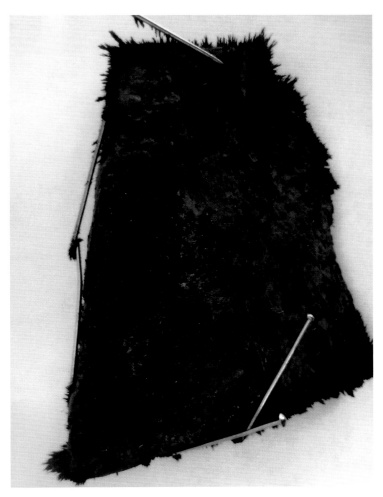

图 106　磁石

铁屑或泥土包埋之，以保持其磁性。如已失去磁性，则可与有磁性的磁石放在一起，磁性可逐渐恢复。

药材鉴别：呈不规则块状或略带方形，多具棱角。铁黑色、灰黑色或棕褐色，条痕黑色。半金属光泽。体重，质坚硬，难砸碎，硬度 6。比重 5.18～5.20。断面不整齐。具磁性。有土腥气，味淡。（图 106）

以铁黑色、有光泽、磁性强者为佳。

理化鉴别：取本品细粉约 0.5g，加盐酸 10ml，振摇，静置。取上清液照下述方法试验：

（1）取上清液 1ml，加亚铁氰化钾试液，即生成深蓝色沉淀。分离，沉淀在稀盐酸中不溶，但加氢氧化钠试液，即分解成棕色沉淀。（检查铁盐）

（2）取上清液 1ml，加硫氰酸铵试液，即显血红色。（检查铁盐）

（3）取上清液 1ml，加铁氰化钾试液，生成深蓝色沉淀。分离，沉淀在稀盐酸中不溶，加氢氧化钠试液，即分解成棕色沉淀。（检查亚铁盐）

（4）取上清液 1ml，加 1% 邻二氮菲的乙醇溶液数滴，即显深红色。（检查亚铁盐）

性味：咸，寒。

功能与主治：平肝潜阳，安神镇惊，聪耳明目，纳气平喘。主治眩晕，目花，耳聋，耳鸣，惊悸失眠，肾虚喘逆。

雌黄《神农本草经》
Cihuang

异名： 黄安

来源： 为硫化物类矿物雌黄（Orpiment）的矿石。主含三硫化二砷（As_2S_3）。

采制： 采挖后，除去杂石、泥土。

药材鉴别： 为不规则块状，大小不一。全体呈柠檬黄色，条痕柠檬黄色。表面常覆有一层黄色粉末，微显树脂样光泽。体较重，质脆易碎，薄片透明，断面不平坦。硬度1.5～2.0。比重3.4～3.5。雌黄燃之易熔融，呈黄黑熔体，生黄白色烟，锤击之有强烈蒜臭气味。（图107）

以块大，质脆，黄色鲜明，有树脂样光泽者为佳。

性味： 辛，平。有毒。

功能与主治： 燥湿，杀虫，解毒。治疥癣，恶疮，蛇虫螫伤，癫痫，寒痰咳喘，虫积腹痛。

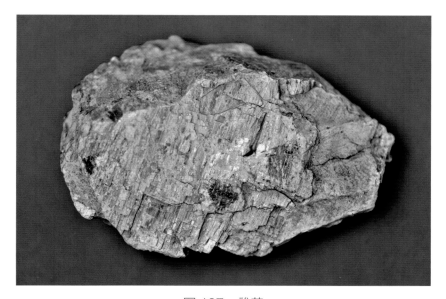

图 107　雌黄

礜石《神农本草经》
Yushi

异名：毒砂

来源：为硫化物类矿物毒砂（Arsenopyrite）的矿石。主含砷硫化铁（FeAsS）。

采制：采得后用黄泥包好，置炭火中烧，经一昼夜取出，除去黄土，取原药捣碎用。

药材鉴别：晶体为条柱状、双锥状、板状，集聚为粒状致密块状集合体。颜色呈锡白色至钢灰色，表面常带浅黄的锖色，不透明。金属光泽。条痕灰黑色。硬度5.5~6.0。比重5.9~6.2。质重，较坚硬，性脆，锤击之发蒜臭的气味。（图108）

性味：辛、甘，热。有毒。

功能与主治：消冷积，祛寒湿，蚀恶肉，杀虫。治痼冷腹痛，积聚坚癖，风冷湿痹，痔瘘息肉，恶疮癣疾。

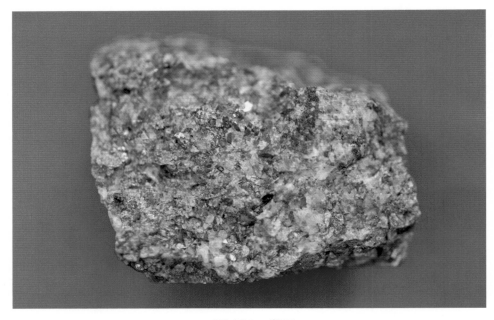

图 108　礜石

蒙脱石
Mengtuoshi

异名：胶岭石

来源：为微晶高岭石族的矿物微晶高岭石（Montmorillonite）。主含（Al_2，Mg_3）[Si_4O_{10}]（OH）$_2$·nH_2O。

采制：采挖后，除去杂质。

药材鉴别：为不规则块状，大小不一。通常为灰白色，淡黄色，因含铁量变化又呈浅绿、浅红及灰黑色，土状光泽。体重，质松易碎，用指甲即可刻画下粉末，硬度2~2.5。比重2~2.7。加水膨胀，体积能增加几倍，并变成糊状。（图109）

理化鉴别：

（1）取本品粉末0.2g，置铂坩埚中，加等量氟化钠或氟化钙粉末，搅拌，加硫酸5ml，微热，立即将悬有1滴水的铂坩埚盖盖上，稍等片刻，取下铂坩埚盖，水滴出现白色混浊。（检查铝盐）

（2）取本品粉末0.5g，置烧杯中，加入盐酸（4→10）10ml，盖上表面皿，加热至微沸，不时摇动烧杯，并保持微沸40分钟，取下，用快速滤纸滤过，用水洗涤残渣4~5次。取残渣约0.1g，置铂坩埚中，加入硫酸（1→2）10滴和氢氟酸5ml，加热至冒三氧化硫白烟时，取下，冷却后，加水10ml使溶解，取溶液2滴，加镁试剂（取对硝基偶氮间苯二酚0.01g溶于4%氢氧化钠溶液1000ml中）1滴，滴加氢氧化钠溶液（4→10）使成碱性，生成天蓝色沉淀。（检查镁盐）

（3）取上项鉴别（2）的滤液1ml，加氢氧化钠试液至呈碱性，即产生乳白色沉淀，当再加氢氧化钠试液至过量时，沉淀即溶解。（检查铝盐）

性味：淡，平。

功能与主治：有很高的吸附力和阳离子交换的性能。用于清除皮肤表面的某些病菌、病毒。

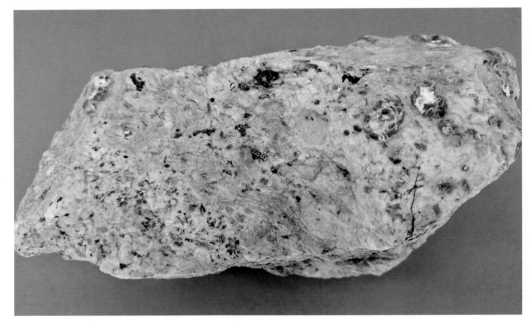

A

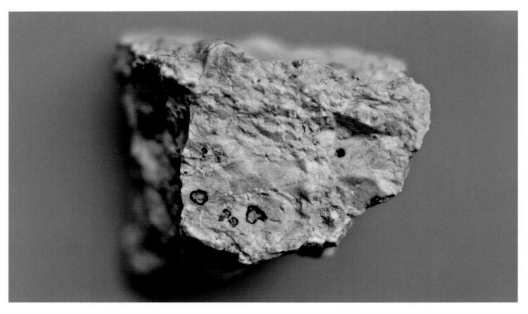

B

图 109　蒙脱石

矿物制品药／
Kuangwuzhipinyao

水银《神农本草经》
Shuiyin

异名：灵液、汞

来源：为液态金属汞（Mercury），主要由辰砂（Cinnabar）矿炼出，少数取自自然汞，但不多见。主含汞（Hg）。

采制：通常将辰砂矿石砸碎，置炉中通空气（或加石炭及铁质）加热蒸馏，再经过滤而得。

药材鉴别：常温下为不透明重质银白色液体，比重 13.6（液体时）。具亮金属光泽，极易流动或分裂为小球，流过处不留污痕。在零下 40℃时凝结成固体，呈八面形结晶，固体时条痕为银白色。在 356℃则变成毒气而挥发。不溶于水、乙醇、盐酸；能溶于硝酸及热浓硫酸中，形成汞盐。与 10 倍脂肪研磨则成灰白色油膏；与硫黄研磨则成灰黑色粉末。（图 110）

以银白色、光亮，流动灵活、在纸面流过处无痕迹者为佳。

性味：辛，寒。有毒。

功能与主治：杀虫，攻毒。治疥癣，梅毒、恶疮，痔瘘。

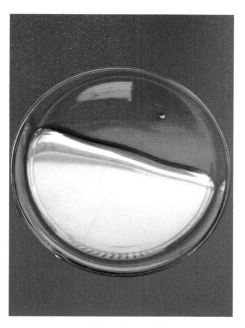

图 110　水银

白矾 《神农本草经》

Baifan

异名：明矾

来源：为硫酸盐类矿物明矾石族明矾石（Alunite）经加工提炼而成的结晶。主含含水硫酸铝钾［$KAl(SO_4)_2 \cdot 12H_2O$］。（图111）

采制：将采得的原矿物明矾石，打碎加水溶解，过滤，滤液加热蒸发浓缩，放冷后析出的结晶即白矾。

药材鉴别：呈不规则块状或粒状，大小不一。白色或淡黄白色，透明或半透明，玻璃样光泽，表面略平滑或凹凸不平，具细密纵棱。质硬而脆，易打碎。气微，味酸、微甘而极涩。（图112）

以块大，色白，透明，质硬而脆，无杂质者为佳。

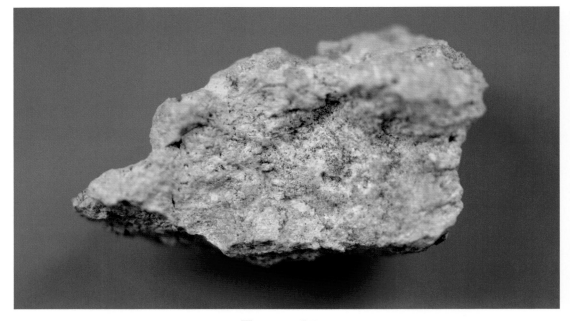

图111　明矾石

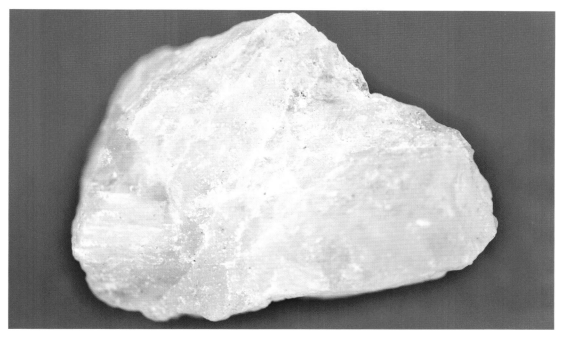

图 112　白矾

理化鉴别:

（1）取本品约 0.5g，加水 5ml，使其溶解，滤过。滤液照下述方法试验：①取滤液 1ml，加氢氧化钠试液，即生成白色胶状沉淀。分离，沉淀能在过量的氢氧化钠中溶解。（检查铝盐）②取滤液 1ml，加氨试液至生成白色胶状沉淀，滴加茜素磺酸钠指示液数滴，沉淀即显樱红色。（检查铝盐）③取滤液 1ml，加氯化钡试液，即生成白色沉淀。分离，沉淀在盐酸或硝酸中均不溶解。（检查硫酸盐）④取滤液 1ml，加醋酸铅试液，即生成白色沉淀。分离，沉淀在醋酸铵试液或氢氧化钠试液中溶解。（检查硫酸盐）

（2）取铂丝，用盐酸湿润后，蘸取本品粉末，在无色火焰中燃烧，火焰即显紫色（隔蓝色玻璃透视）。（检查钾盐）

性味: 酸、涩，寒。

功能与主治: 外用解毒杀虫，燥湿止痒；内服止血止泻，祛除风痰。外治用于湿疹，疥癣，脱肛，痔疮，聤耳流脓；内服用于久泻不止，便血，崩漏，癫痫发狂。

金箔《本草蒙筌》

Jinbo

异名：金薄

来源：用黄金（Native gold）锤成的纸状薄片。

药材鉴别：薄片状，金黄色，具较强的金属光泽，光滑。质轻，易皱折或破裂。气味皆无。

以片张完整，金黄色者为佳。（图113）

性味：辛、苦，平。

功能与主治：镇心，安神，解毒。治癫痫，心悸，疮毒。

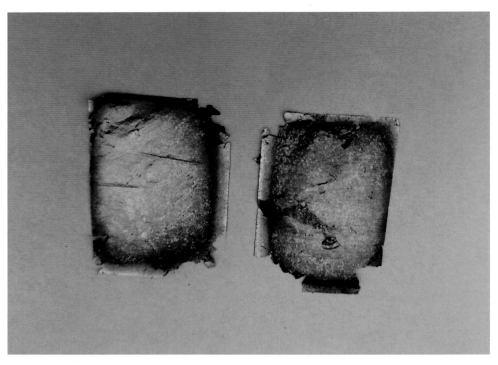

图113　金箔

咸秋石《本草蒙筌》

Xianqiushi

异名：盆秋石

来源：为食盐的加工品。

采制：取食盐加洁净的泉水煎煮，过滤，将滤液加热蒸发，干燥成粉霜，称"秋石霜"。再将秋石霜放在有盖的瓷碗内，置炉火上煅 2 小时，冷却后即凝成块状固体。

药材鉴别：为盆状或馒头状结晶块，中央部下凹，洁白色或淡黄白色，有光泽。质硬脆。味咸。（图 114）

以色白，块整不碎者为佳。

性味：咸，寒。

功能与主治：滋阴，除虚热，涩精。主治虚劳咳嗽，骨蒸劳热，遗精，赤白带下。

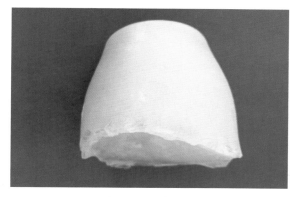

图 114　咸秋石

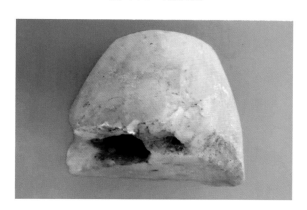

图 115　淡秋石

注：咸秋石又名秋石，与古代所制作的秋石在性质与成分上完全不同，是以人中白与石膏粉拌和后，用模型加工成馒头状或小方块后晒干。为避免混淆以食盐制者为咸秋石。

以人中白、石膏制者为淡秋石。多呈小方块，灰白色或淡红色，表面不甚光滑，无光泽。质硬，味淡。主为尿酸钙、磷酸钙。以块整，干燥，无咸臭味者为佳。本品能清热解毒，祛瘀止血。（图 115）

砒霜《日华子本草》

Pishuang

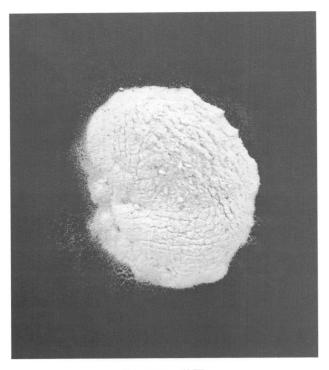

图 116　砒霜

来源：为砒石（见砒石项下）经升华而得的精制品。主含三氧化二砷（As_2O_3）。

制法：将砷矿石捣碎放在阳城罐内，罐口用铁碗底盖住，碗和罐的裂隙处用黏土封固，铁碗内装满水将罐放在炉上用慢火烧 2~3 小时，使其发生升华附着在碗底部，然后揭开取下，并除去罐里的杂质，将升华物再入罐内反复烧炼 2~3 次，即得极净的三氧化二砷，是为砒霜。

药材鉴别：为白色粉末，无臭，无味，能溶于水、乙醇、酸类及碱类。加热则升散而发蒜臭。（图 116）

性味：辛、酸，热。有大毒。

功能与主治：劫痰截疟，杀虫，蚀恶肉。治寒痰哮喘，疟疾，休息痢，梅毒，痔疮，瘰疬，走马牙疳，癣疮，溃疡腐肉不脱。

注意：有大毒，用时宜慎，体虚者、孕妇忌服。

枯矾《本草纲目》
Kufan

异名：煅明矾、炙白矾、巴石

来源：为白矾加热脱去结晶水的煅制品。为脱水硫酸钾铝 $[KAl(SO_4)_2]$。

采制：取净白矾小块或粗粉，置锅内，用武火加热至熔化，继续煅至膨胀松脆，停火，取出放凉，碾成细粉。

药材鉴别：为白色疏松块体，性脆，质轻，不透明，微显颗粒状。（图117）

性味：酸、涩，寒。

功能与主治：收湿敛疮，止血化腐。用于湿疹湿疮，脱肛，痔疮，聤耳流脓，阴痒带下，鼻衄齿衄，鼻瘜肉。

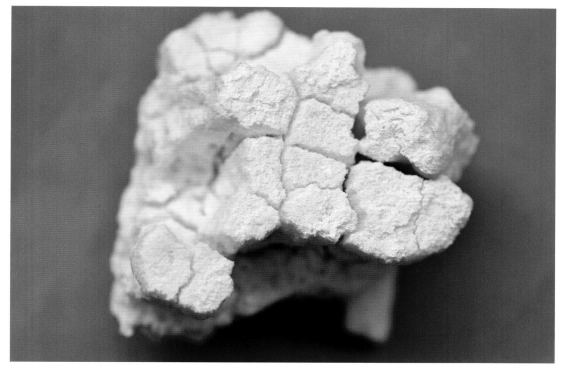

图117　枯矾

胆矾《品汇精要》
Danfan

　　异名：石胆、立制石、蓝矾

　　来源：为硫酸盐类矿物胆矾（Chalcanthite）的晶体或为硫酸作用于铜而制成的含水硫酸铜结晶（$CuSO_4 \cdot 5H_2O$）。

　　采制：于铜矿中挖得，选取蓝色、有玻璃样光泽的结晶即可。人工制造者，可用硫酸作用于铜片或氧化铜而制得。本品易风化，应密闭贮藏。

　　药材鉴别：呈不规则块状，大小不一。深蓝色或淡蓝色。半透明至透明，玻璃样

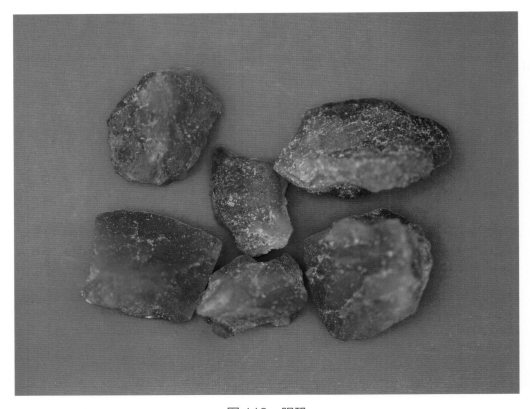

图 118　胆矾

光泽。质脆,易砸碎,碎块呈棱柱形。置空气中易风化。硬度2.5。比重2.1~2.3。条痕无色或带浅蓝。无臭,味涩。(图118)

以块大,色深蓝,透明,质脆,无杂质者为佳。

理化鉴别:

(1)取本品约1g,加热灼烧,变为白色,遇水则又变为蓝色。(检查结晶水)

(2)取本品约0.5g,加水5ml使溶解,滤过。滤液照下述方法试验:①取滤液约1ml,滴加氨试液,即生成淡蓝色沉淀;再滴加过量氨试液,沉淀即溶解,生成深蓝色溶液。(检查铜盐)②取滤液约1ml,加亚铁氰化钾试液,即显红棕色或生成红棕色沉淀。(检查铜盐)③取滤液约1ml,加氯化钡试液,即生成白色沉淀。分离,沉淀在盐酸或硝酸中均不溶解。(检查硫酸盐)④取滤液约1ml,加醋酸铅试液,即生成白色沉淀。分离,沉淀在醋酸铵试液或氢氧化钠试液中溶解。(检查硫酸盐)

性味:酸、辛,寒。有毒。

功能与主治:涌吐,解毒,去腐。主治中风,癫痫,喉痹,喉风,痰涎壅塞,牙疳,口疮,烂弦风眼,痔疮,肿毒。

消石《神农本草经》
Xiaoshi

异名：火消、焰消、硝石

来源：为矿物硝石（Niter）经加工炼制而成的结晶。主含硝酸钾（KNO_3）。

采制：取含硝的土块，击碎后，置桶内，加水浸泡调匀，经多次过滤，取滤液澄清，置蒸发锅内加热蒸去水分，取出冷却，即析出硝石结晶。置阴凉干燥处，防火、防潮。

药材鉴别：为无色透明六角斜方形的柱状晶体，或为白色晶状粉末，天然产出者，成针状或毛发状集合体。含杂质较多者为淡黄或淡灰色。表面呈玻璃样光泽。烧之有爆发性，并生有火焰。（图119）

性味：苦、咸，温。有毒。

功能与主治：破坚散积，解毒消肿，利尿泻下。治痧胀，心腹疼痛，吐泻，黄疸，淋病，便秘，目赤，喉痹，疔毒，痈肿。

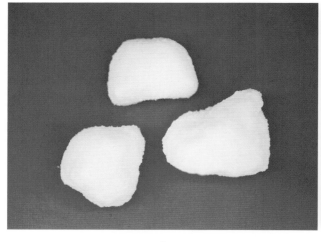
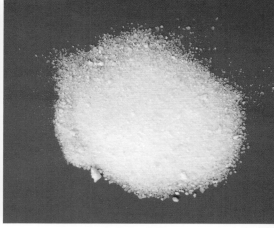

A　　　　　　　　　　　　　　　B

图 119　消石

铅丹 《神农本草经》
Qiandan

异名：丹粉、朱粉、铅华

来源：为用铅加工制成的四氧化三铅。主含四氧化三铅（Pb_3O_4）。

采制：将纯铅放在铁锅中加热，炒动，利用空气使之氧化，然后放在石臼中研成粉末。用水漂洗，将粗细粉末分开，漂出之细粉，再经氧化 24 小时，研成细粉过筛即得。

药材鉴别：为橙红色或橙黄色粉末。光泽暗淡，不透明。质重，用手指搓揉，先有沙性触及，后觉细腻，能使手指染成橙黄色。（图 120）

以色橙红，细腻光滑，无粗粒者为佳。

性味：辛、咸，寒。有毒。

功能与主治：解毒，生肌，坠痰镇惊。治痈疽，溃疡，金疮出血，口疮，目翳，汤火灼伤，惊痫癫狂，疟疾，痢疾，吐逆反胃。

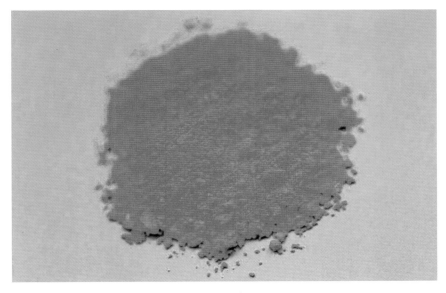

图 120　铅丹

铜绿《本草纲目》
Tonglü

异名：铜青

来源：为铜器表面经二氧化碳或醋酸作用后生成的绿色锈衣。主含碱式碳酸铜 $[CuCO_3 \cdot Cu(OH)_2]$。

采制：取铜器久置潮湿处或用醋喷在铜器上，其表面产生青绿色铜锈，刮取后，干燥之。

药材鉴别：为翠绿色粉末，质松，常因吸潮而凝结成大小不等的块。燃烧现绿色火焰。药材市场还有一种类型铜绿，系用铜绿粉或绿青（即天然产的碱式碳酸铜）与熟石膏加水混合拌匀后，压扁，切成块状，喷以酒或醋，使表面产生绿色而成。药材呈长方形块状，长约 5cm，宽约 2cm，厚约 0.5～1.5cm。外表绿色，里面土黄色或淡绿色。质硬而脆。（图 121，122）

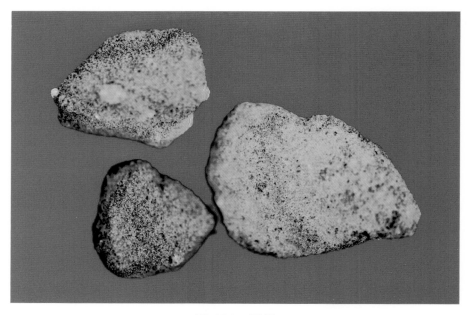

图 121　铜绿

性味：酸、涩，平。有毒。

功能与主治：退翳，去腐，敛疮，杀虫，吐风痰。治目翳，烂弦风眼，疽、痔恶疮，喉痹，牙疳，臁疮，顽癣，风痰卒中。

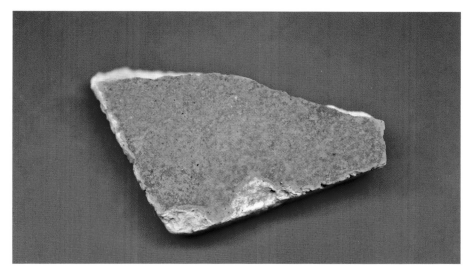

A

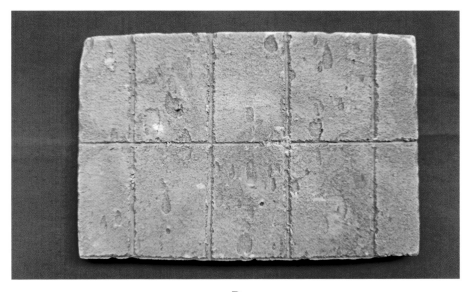

B

图 122　铜绿加工品

银朱《本草纲目》

Yinzhu

异名：猩红、紫粉霜、灵砂

来源：为人工制成的赤色硫化汞。主为一硫化汞（HgS）。

采制：

（1）湿式法。原料：水银30份，升华硫11.5份，氢氧化钾7.5份。将水银、升华硫置乳钵中研匀，加氢氧化钾溶液，加温45℃为准，于蒸发器内蒸发。并补充蒸散的水分，经数

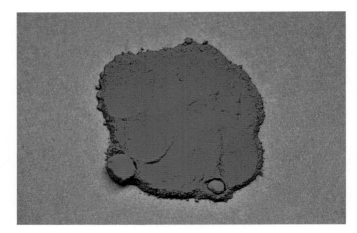

图123 银朱

小时温蒸，至色鲜红时，即投入冷水中。然后采集于滤纸上，以水洗之，倘有硫残留，则加硫酐溶液去之，次以热水洗之，最后施温干燥即得。

（2）干式法。原料：水银20份，升华硫4份，稀氢氧化钾溶液若干。将水银和升华硫在乳钵内研匀，置升华器内徐徐加热，驱除水分，逐渐起火光，化合变为硫化汞。增强其火势，这时则升华成黑色硫化汞，附着于盖的内面。分取其中心部的暗色部分，所剩残渣再升华，再分取之。将暗色块状合并为细末，与稀氢氧化钾液共煮沸，则变为鲜红色，以水洗涤，施温70℃～80℃，干燥即得。

药材鉴别：呈深红色粉末，吸湿易结块，捻之成粉而细腻染指。质重，具较强光泽。气味皆无。（图123）

性味：辛，温。有毒。

功能与主治：攻毒，杀虫，燥湿，劫痰。治疥癣恶疮，痧气，心腹痛等症。

绿矾《日华子本草》

Lüfan

异名：皂矾、青矾

来源：为硫酸盐类矿物水绿矾（Melanterite）的矿石或人工制成品。主含含水硫酸亚铁（$FeSO_4 \cdot 7H_2O$）。

采制：采得后，除去杂质。宜密闭贮藏，防止变色或受潮。

药材鉴别：呈不规则块状或粒状，大小不一。绿色或翠绿色，透明或微透明。质较脆，易打碎，断面贝壳状，似玻璃样光泽。在空气中易失去水分，变成无水硫酸铁。褪色，并成为粉末。易溶于水，不溶于酒精。（图124）

以绿色，块整齐，无杂质者为佳。

性味：酸，凉。

功能与主治：燥湿化痰，消积杀虫，止血补血，解毒敛疮。治黄肿胀满，疳积久痢，肠风便血，血虚萎黄，湿疮疥癣，喉痹口疮，烂弦风眼。

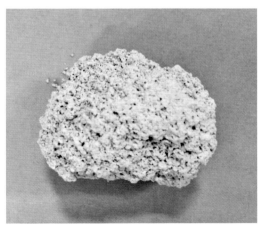
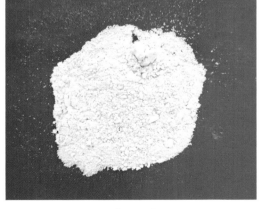

A　　　　　　　　　　　　　B（风化）

图 124　绿矾

密陀僧《雷公炮炙论》
Mituoseng

异名：炉底、金陀僧

来源：为硫化物类矿物方铅矿族方铅矿（Galena）提炼银、铅时沉积的炉底，或为铅熔融后的加工制成品。主含一氧化铅（PbO）。

采制：将铅熔融，用铁棍在熔铅中施转数次，使部分熔铅黏附于上，取出铁棍，浸冷水中，熔铅冷后，即成密陀僧。如此反复多次，使密陀僧积聚一定量时，打下即得。近代制法将黄丹入铁锅内用烈火熔炼，当温度升至400℃以上时，黄丹中一部分氧游离，即成密陀僧。待冷，取出。

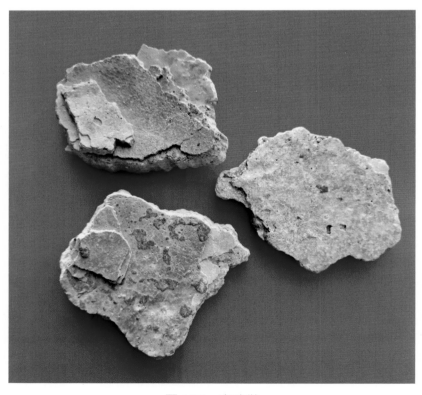

图 125　密陀僧

药材鉴别：呈不规则块状或扁块状，大小不一，一面微凸起，另面稍凹。灰绿色或橙黄色，偶有橙红色，条痕淡黄色。表面较光滑，有的散有细小孔点。体重，质硬脆，可砸碎，断面灰绿色或橙黄色，不平整，成层叠状，具银白色金属闪光。本品极不溶于水，易溶于硝酸，在醋酸中亦溶解，露置空气中则缓慢吸二氧化碳，变成碱式碳酸铅。（图125）

以色黄，有光泽，内外一致，体重，质硬脆者为佳。

理化鉴别：

（1）取本品易溶物硝酸，通入硫化氢得黑色沉淀。

（2）加热到300℃～450℃时，氧化为红色的四氧化三铅，温度再高，又得氧化铅。

（3）取本品粉末约0.5g，加入10ml稀硝酸，即成为乳黄色液体，滤过。滤液照下述方法试验：①取滤液1ml，加碘化钾试液1滴，即生成黄色沉淀，遇热溶解，冷后析出黄色结晶。（检查铅盐）②取滤液3ml，加铬酸钾试液2ml，即生成黄色沉淀，此沉淀溶解于2mol/L氢氧化钠试液，不溶解于2mol/L氨水或2mol/L稀硝酸试液。（检查铅盐）

性味：咸、辛，平。有毒。

功能与主治：消肿杀虫，收敛防腐，坠痰镇惊。治痔疮，肿毒，溃疡，湿疹，狐臭，创伤，久痢，惊痫。

硼砂《日华子本草》
Pengsha

异名：蓬砂、盆砂、月石

来源：为硼酸盐类矿物硼砂族硼砂（Borax）精制而成。主含四硼酸钠（$Na_2B_4O_7 \cdot 10H_2O$）。

采制：一般于 8～11 月间采挖矿砂，将矿砂溶于沸水中，过滤后，倒入缸内，在缸上放数条横棍，棍上系数条麻绳，麻绳下端吊一铁钉，使绳垂直沉入溶液内。冷却后，在绳上和缸底均有结晶析出，取出干燥。在绳上者习称"月石坠"，在缸底者习称"月石块"。另将滤液倒入盆中，将硼砂水溶液向四周摆动，冷却后，即可得到盆状之结晶体，称"盆砂"。

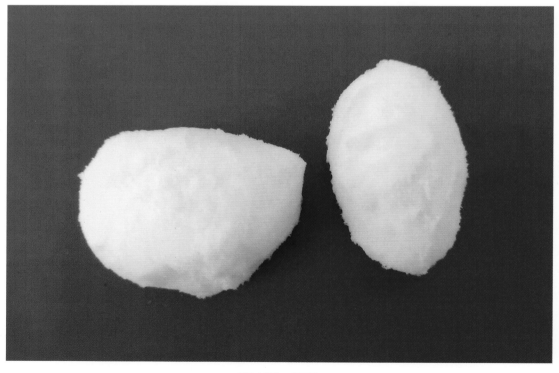

图 126　硼砂

药材鉴别：由于加工方法不同而不同，有坠形、块状、盆状。坠形多呈不规则棒状或圆锥状，表面颗粒状，锥端联结在一条绳子上成串状；盆状上部略凹下，表面不平坦，其上附有柱状、粒状结晶，下部半圆形，较平滑。商品多为不规则块状，大小不一。无色透明或白色半透明，玻璃样光泽，有时显淡黄色或淡灰色。久置空气中，易风化成白色粉末，不透明。体较轻，质脆而碎。无臭，味先略咸，后微带甜，稍有凉感。可溶于冷水，易溶于沸水或甘油中。（图 126）

以无色透明、纯净、体轻质脆为佳。

理化鉴别：

（1）本品燃之，易熔融，初则体积膨大酥松似海绵，继加热则熔化成透明的玻璃球状。（检查硼盐）

（2）取本品水溶液，加盐酸成酸性后，能使姜黄试纸变成棕红色，放置干燥，颜色即变深，用氨试液湿润，即变为绿黑色。（检查硼酸盐）

（3）取铂丝，用盐酸湿润后，蘸取本品粉末，在无色火焰中燃烧，火焰即显鲜黄色。（检查钠盐）

性味：甘、咸，凉。

功能与主治：清热消痰，解毒防腐。内服治痰热咳嗽及噎膈积聚，诸骨鲠喉；外用治咽喉肿痛，口舌生疮，目赤翳障胬肉，阴部溃疡。

矿物药制剂 /
Kuangwuyao Zhiji

轻粉《本草拾遗》
Qingfen

异名：水银粉、汞粉、银粉

来源：为用升华法炼制而成的氯化亚汞（Hg_2Cl_2）结晶。

采制：轻粉系人工炼制品，有多种炼制方法。现代制药工业上多采用下列方法制造：

（1）将硫酸汞15份与汞10份混合，使成为硫酸亚汞，加食盐3份，混合均匀，升华即得。升华物呈结晶状，与中药传统方法制得者相似，多供外用。

（2）将硫酸亚汞10份和硝酸1.5份与蒸馏水88.5份混合，加含3份食盐的水溶液，即得氯化亚汞沉淀，倾泻上层清液，以蒸馏水洗涤沉淀物，至无氯离子反应为止，过滤，避光微温，干燥。为非晶形粉末，因不含二氯化汞，故宜供内服。

药材鉴别：本品为鳞片状结晶，形似雪花。色白，质轻，具银白色光泽，用手捻之，易碎成细粉。遇光颜色缓缓变暗。气无，味淡。（图127）

以片大，色洁白，体轻，具银样光泽者为佳。

理化鉴别：

（1）本品遇氢氧化钙试液、氨试液或氢氧化钠试液，即变成黑色。（检查亚汞盐）

（2）取本品，加碘化钾试液，振摇，即生成黄绿色沉淀，瞬即变为灰绿色，逐渐转变为灰黑色。（检查亚汞盐）

（3）取本品，加等量的无水碳酸钠，混合后，置干燥试管中，加热，即分解析出金属汞，凝集在试管壁上，管中遗留的残渣加稀硝酸溶解后，滤过，滤液加硝酸使成酸

性后，加硝酸银试液，即生成白色凝乳状沉淀。分离，沉淀加氨试液即溶解，再加硝酸，沉淀复生成。（检查氯化物）

性味：辛，寒。有毒。

功能与主治：外用杀虫，攻毒，敛疮；内服祛痰消积，逐水通便。外治用于疥疮，顽癣，臁疮，梅毒，疮疡，湿疹；内服用于痰涎积滞，水肿臌胀，二便不利。

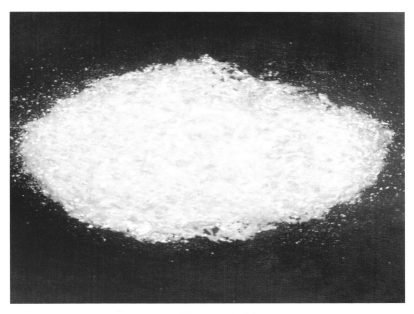

图 127　轻粉

红粉《中药志》
Hongfen

异名：升药、三仙丹

来源：为由水银、硝石、白矾或由水银和硝酸炼制而成的红色氧化汞（HgO）。

制法：

（1）传统法：原料为水银、硝石、白矾各60g。先将硝石、白矾研细拌匀，置铁锅中，用文火加热至完全熔化，放冷，使凝结。然后将水银洒于表面，用瓷碗覆盖锅上，碗与锅交接处用桑皮纸条封固，四周用黄泥密封至近碗底，碗底上放白米数粒。重新用火加热，先用文火，后用武火，至白米变成黄色时，再用文火继续炼至米变焦色。去火，放冷，除去封泥，将碗取下。碗内周围的红色升华物为"红升"，碗中央的黄色升华物为"黄升"，锅底剩下的块状为"升药底"。

（2）合成法：原料为水银500g，硝酸650～700g。先将硝酸倒入耐酸容器内，再加水银，静置，待其反应至无棕红色烟雾后，倒入不锈钢盘内。沙浴加热（温度控制在100℃以下，使其分解），约1～2小时即得红色氧化汞。

药材鉴别：为片状或粉末状结晶，橙红色或橙黄色。片状者一面光滑，略具光泽；另面较粗糙，无光泽。质硬而脆。气无，遇光颜色逐渐变深。（图128）

以片状，色橙红，有光泽者为佳。

理化鉴别：取本品0.5g，加水10ml，搅匀，缓缓滴加适量的盐酸溶解后，溶液照下述方法试验：

（1）取溶液1ml，加氢氧化钠试液（呈碱性时），即生成黄色沉淀。（检查汞盐）

（2）取溶液1ml，调至中性，加碘化钾试液，即生成猩红色沉淀，能在过量的碘化钾试液中溶解；再以氢氧化钠试液碱化，加铵盐即生成红棕色沉淀。（检查汞盐）

性味：辛，热。有大毒。

功能与主治：拔毒提脓，祛腐生肌。主治痈疽疔疮，梅毒下疳，瘰疬瘰疬，一切恶疮肉暗紫黑，疮口坚硬，腐肉不去，窦道瘘管，脓水淋漓，久不收口。

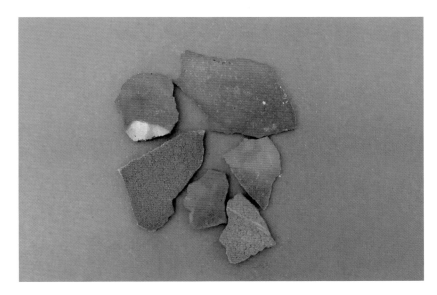

A

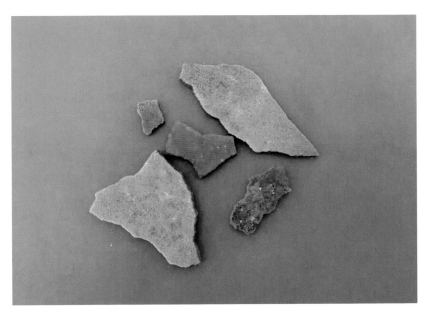

B

图 128　红粉

中文名索引 /
Zhongwenming Suoyin

二画

人言 / 69

三画

大青 / 68

大绿 / 79

大青盐 / 1

土子 / 3

土龙骨 / 25

三仙丹 / 126

千层纸 / 4

四画

火消 / 114

文石 / 49

升药 / 126

丹粉 / 115

丹砂 / 36

气砂 / 77

巴石 / 111

月石 / 122

水银 / 105

水银粉 / 124

无名异 / 3

无灰木 / 9

不灰木 / 9

方解石 / 7

方块铜 / 38

元明粉 / 29

云母石 / 4

长寿石 / 47

风化硝 / 29

孔雀石 / 79

五花龙骨 / 25

太阴玄精石 / 30

无钉头赭石 / 12

五画

玉 / 10

玉屑 / 10

石膏 / 20

石青 / 68

石胆 / 112

石绿 / 79

石花 / 72

石燕 / 23

石蟹 / 24

石黄 / 92

石生 / 34

石英 / 14

石灰 / 18

石灰华 / 22

石锻 / 18

石髓铅 / 38

石硫黄 / 90

石钟乳 / 66

石中黄 / 61

白石 / 31

白虎 / 20

白垩 / 17

白矾 / 106

白符 / 16

白云石 / 88

白石英 / 14

白石脂 / 16

白善土 / 17

白土粉 / 17

白陶土 / 16

白龙骨 / 25

白余粮 / 61

白硇砂 / 77

白滑石 / 82

白玉屑 / 10

甲香 / 6

玄石 / 99

玄精石 / 30

玄明粉 / 29

代赭石 / 11

立制石 / 112

龙骨 / 25

龙齿　/ 27
甘石　/ 57

六画
芒硝　/ 43
芒消　/ 43
朱砂　/ 36
朱粉　/ 115
戎盐　/ 1
红粉　/ 126
红土　/ 51
红石膏　/ 85
光明盐　/ 2
吸铁石　/ 99
伏龙肝　/ 42
自然铜　/ 38
羊起石　/ 31
阳起石　/ 31
阴起石　/ 34
阴精石　/ 30
血琥珀　/ 96
老材香　/ 98

七画
灵液　/ 105
灵砂　/ 118

辰砂　/ 36
汞　/ 105
汞粉　/ 124
赤石脂　/ 51
赤符　/ 51
花蕊石　/ 45
花乳石　/ 45
灶心土　/ 42
麦饭石　/ 47
玛瑙　/ 49
皂矾　/ 119
钉头赭石　/ 11
卵状赭石　/ 12

八画
岩盐　/ 1
画粉　/ 17
画石　/ 82
金箔　/ 108
金薄　/ 108
金云母　/ 5
金精石　/ 56
金晶石　/ 56
金礞石　/ 54
金陀僧　/ 120
明矾　/ 106

青矾　/ 119
青礞石　/ 59
炉底　/ 120
炉甘石　/ 57
炉眼石　/ 57
细理石　/ 20
软滑石　/ 83
矿灰　/ 18
矿泉药石　/ 47
灸白矾　/ 111

九画
垩灰　/ 18
烂石　/ 54
砒石　/ 69
砒霜　/ 110
砒黄　/ 69
信石　/ 69
毒砂　/ 102
枯矾　/ 111
胆矾　/ 112
轻粉　/ 124
姜石　/ 65
胡盐　/ 1
扁青　/ 68
珊瑚　/ 71

盆消　/ 43
盆砂　/ 122
盆秋石　/ 109
咸秋石　/ 109
钟乳石　/ 66
禹余粮　/ 61
禹粮石　/ 61
禹粮土　/ 63

十画
铅丹　/ 115
铅华　/ 115
铁落　/ 75
铁屑　/ 75
浮石　/ 74
浮海石　/ 72
浮水甘石　/ 57
消石　/ 114
透辉石　/ 46
透明石膏　/ 21
核珊瑚　/ 95
粉砂岩　/ 55
胶岭石　/ 103
健康药石　/ 47

十一画

硇砂　/ 77

绿矾　/ 119

绿青　/ 79

绿松石　/ 81

铜绿　/ 116

铜青　/ 116

蛇黄　/ 76

蛇含石　/ 76

黄安　/ 101

黄石　/ 7

黄石脂　/ 52

银粉　/ 124

银朱　/ 118

银精石　/ 4

液石　/ 82

密陀僧　/ 120

接骨丹　/ 38

十二画

雄黄　/ 92

硫黄　/ 90

琥珀　/ 96

琥珀煤　/ 97

硝石　/ 114

滑石　/ 82

滑石粉　/ 84

硬石膏　/ 21

蛭石　/ 56

焰消　/ 114

猩红　/ 118

紫硇砂　/ 78

紫水晶　/ 88

紫石英　/ 87

紫粉霜　/ 118

寒水石　/ 85

裂姜石　/ 65

鹅管石　/ 94

酥酥石　/ 54

黑云母　/ 5

黑石子　/ 3

黑琥珀　/ 96

锂云母　/ 5

十三画

蓬砂　/ 122

硼砂　/ 122

煤珀　/ 96

慈石　/ 99

蓝矾　/ 112

煅明矾　/ 111

蒙脱石　/ 103

蛴砺石　/ 65

十四画

磁石　/ 99

雌黄　/ 101

碧青　/ 68

脊石　/ 82

十五画

赭石　/ 11

橄榄石　/ 46

十六画

凝水石　/ 85

燕子石　/ 23

十八画

礜石　/ 102

礞石　/ 59

十九画

蟹化石　/ 24

汉语拼音名索引 /
Hanyu Pinyinming Suoyin

B

Bai'e白垩　/ 17

Baifan白矾　/ 106

Baishiying白石英　/ 14

Baishizhi白石脂　/ 16

Bianqing扁青　/ 68

Buhuimu不灰木　/ 9

C

Chishizhi赤石脂　/ 51

Cihuang雌黄　/ 101

Cishi磁石　/ 99

D

Daizheshi代赭石　/ 11

Danfan胆矾　/ 112

Daqingyan大青盐　/ 1

E

Eguanshi鹅管石　/ 94

F

Fangjieshi方解石　/ 7

Fuhaishi浮海石　/ 72

Fulonggan伏龙肝　/ 42

Fushi浮石　/ 74

H

Hanshuishi寒水石　/ 85

Hongfen红粉　/ 126

Huashi滑石　/ 82

Huashifen滑石粉　/ 84

Huaruishi花蕊石　/ 45

Hupo琥珀　/ 96

J

Jiangshi姜石　/ 65

Jinbo金箔　/ 108

Jinjingshi金精石　/ 56

Jinmengshi金礞石　/ 54

K

Kufan枯矾　/ 111

L

Liuhuang硫黄　/ 90

Longchi龙齿　/ 27

Longgu龙骨　/ 25

Lüfan绿矾　/ 119

Luganshi炉甘石　/ 57

Lüqing绿青　/ 79

Lüsongshi绿松石　/ 81

M

Manao玛瑙　/ 49

Mangxiao芒硝　/ 43

Maifanshi麦饭石　/ 47

Mengtuoshi蒙脱石　/ 103

Mituoseng密陀僧　/ 120

N

Naosha硇砂　/ 77

P

Pengsha硼砂　/ 122

Pishi砒石　/ 69

Pishuang砒霜　/ 110

Q

Qiandan铅丹　/ 115

Qingfen轻粉　/ 124

Qingmengshi青礞石　/59

S

Shanhu珊瑚　/ 71

Shehanshi蛇含石　/ 76

Shigao石膏　/ 20

Shihui石灰　/ 18

Shihuihua石灰华　/ 22

Shixie石蟹　/ 24

Shiyan石燕　/ 23

Shuiyin水银　/ 105

T

Tieluo铁落　/ 75

Tonglü铜绿　/ 116

W

Wumingyi无名异　/ 3

X

Xianqiushi咸秋石　/ 109

Xiaoshi消石　/ 114

Xionghuang雄黄　/ 92

Xuanjingshi玄精石　/ 30

Xuanmingfen玄明粉 / 29

Y

Yangqishi阳起石　/ 31

Yinqishi阴起石　/ 34

Yinzhu银朱　/ 118

Yu玉　/ 10

Yunmushi云母石　/ 4

Yuliangtu禹粮土　/ 63

Yushi礜石　/ 102

Yuyuliang禹余粮　/ 61

Z

Zhongrushi钟乳石　/ 66

Zhusha朱砂　/ 36

Zirantong自然铜　/ 38

Zishiying紫石英　/ 87